엄지 원장의
지속가능 다이어트

18년 다이어트 한의사 엄지 원장의

지속가능
다이어트

서재화 지음 / 하유빈 공동집필

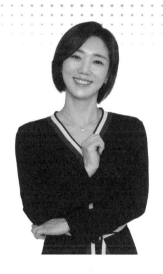

산지

프롤로그

"예전에는 아침에 눈을 뜨면 온 몸이 퉁퉁 붓고, 여기저기가 쑤시고 아팠어요. 가족들에게 좋은 말은커녕 짜증내고 예민하게 굴었죠. 아이들에게도 욱해서 혼내고, 그러다 후회하면서 혼술도 하고요. 그런데 다이어트 성공 후 몸이 가벼워지니까, 어느 날 문득 20대 시절 첫사랑에 빠졌을 때가 생각났어요. 그때는 세상의 모든 게 핑크빛으로 아름답게 느껴지잖아요. 제가 지금 딱 그래요. 내 몸이 바뀌니까 컨디션이 좋아서, '세상에 이렇게 감사할 일이 많았구나' 긍정적으로 살게 돼요. 정말 감사합니다."

요요 없는 다이어트에 성공한 환자분이 들려준 이야기다.

이 환자분의 고백은 비만 진료를 하는 나의 고백이기도 하다. 처음에는 체중을 줄이고 싶어서 시작하지만, 가벼워진 몸 만큼이나 마음 또한 산뜻해짐을 느끼게 된다. 삶이 달라지게 되는 것이다.

흔히들 가지고 있는 다이어트에 대한 선입견처럼, 체중을 줄이고 외모만을 가꾸는 다이어트를 나는 거절한다. 체중계 숫자 줄이기가 다이어트의 끝이 되어서는 안 된다. 다이어트를 통해 건강한 삶으로 나아갈 수 있어야 한다.

'살이 찐 이유는 많이 먹어서이니까, 살을 빼려면 적게 먹고 많이 움직이면 되겠지'라고 생각한다.

이렇게만 된다면 다이어트가 얼마나 간단한가.

WHO가 발표한 자료에 따르면 비만은 21세기 신종 전염병이라고 한다. 전 세계의 비만 인구는 10억 명으로, 2022년 기준 성인의 43%가 과체중일 만큼 비만 인구는 갈수록 늘고 있다. 하물며 2035년에는 세계 인구의 절반이 비만일 것이라는 예견도 있다. 현대의학은 발전하고 있는데, 비만 인구는 왜 계속 증가하는 것일까. 살을 빼는 것은 간단한 문제가 아니기 때문이다.

비만은 대사성 문제, 신체의 노화에 따른 호르몬 불균형, 타 질환으로 복용하는 약물의 원인, 불안, 우울, 불면, 스트레스와 관련된 신경정신과적 문제 등 신체적 정신적 불균형이 야기한 결과이다. 따라서 단순히 체중계 숫자만을 줄이려는 접근으로는 비만을 해결할 수 없다. 사람의 몸을 보다 유기적으로 관찰하고, 심리적인 케어까지 함께하여 심신의 균형을 찾아가는 통합적인 접근이 필요하다. 내가 진료실을 찾는 환자들과 미주알고주알 수다를 나누며, 몸 구석구석 진맥을 통해 압통점을 찾아내는 방식의 진료를 하는 이유이기도 하다.

엄지한의원은 근육량을 지키고, 체지방만 선별해서 체중을 감량하는 것을 목표로 한다. 다이어트 한약 복용이 끝나도 다시 요요가 오지 않도록 생활 습관을 설정할 때는 환자의 라이프 스타일에 맞게 해야 한다. 체중 감량으로 인한 외모의 개선에만 머물지 않고 생활 전반의 변화가 올 수 있도록 설계하고 코칭한다.

쉽지 않다. 시간과 노력이 많이 든다. 그러나 힘든 만큼 보람이 크다. 다이어트 치료 과정이 동기 부여가 되고, 자신감이 올라가고, 활기를 되찾는 환자들을 보면서 사명감을 느낀다. 엄지 원장을 믿고 한 걸음씩 따라오는 분들의 변화를 보면서 확신한다. 진정한 다이어트의 목적은 즉각적인 외모 개선이 아닌 오래도록 건강하고 매력적인 삶을 살아가기 위한 자기애(自己愛)에 초점을 둬야 한다.

요즘 무수히 많은 다이어트 방법과 말초적인 다이어트 제품 홍보가 쏟아지고 있다. 올바른 다이어트 방법을 제안하고, 다이어트 과정이 즐거울 수 있도록 이끌어 주는 것이 나의 역할이다.

유행하는 다이어트 식품이나 방법으로 당장 체중을 줄일 수는 있으나 생활 습관이 변하지 않으면 반드시 요요가 오고 몸은 망가진다. 다이어트는 장거리 마라톤과 같다. 꾸준히 지속적으로 관리하고 유지하지 않으면 건강한 다이어트를 할 수 없다. 다이어트 기간이 끝나고도 지속 가능한 다이어트의 원리를 알지 않으면 건강한 몸을 유지하기 어렵다.

보통은 처음 1개월 열심히 다이어트를 한다. 그리고 2개월 그럭저럭 지속하다가 3개월째 힘들어서 그만두고, 결국 요요가 온다. 그러나 지속 가능한 다이어트를 하려면 첫 1개월은 워밍업 기간이다. 이때 체중 감량은 살(지방)이 아니라, 수분과 붓기가 감소한 것이다. 2개월 차부터 비로소 체지방이 줄기 시작한다. 2~4개월 차, 3개월 동안 다이어트를 해야 체지방이 알차게 줄어들 수 있다.

이렇게 다이어터로서 워밍업 1개월, 감량 3개월, 총 4개월을 지냈다면, 유지어터로서 3개월의 시간이 필요하다.

뇌가 기억하는 체중 조절점인 세트 포인트(Set point)는 3개월 이상 지속되어야 만들어진다. 항상성 유지를 위해 나의 뇌는 살 쪘던 과거의 체중을 기억하고 되돌아가려고 한다. 다이어트로 감량한 현재의 체중을 내 몸의 비정상 상태로 인지한다. 따라서 뇌가 현재의 체중을 정상으로 인지하고 유지하기 위해서는 3개월의 시간이 필요한 것이다.

결과적으로 온전한 다이어트의 기간은 7개월이라고 보면 된다. 7개월 동안 계속 먹어도 질리지 않는 음식, 힘들지 않고 꾸준히 할 수 있는 방법을 선택해야 하는 이유이다.

그래서 엄지 원장은 환자들에게 이렇게 말한다.

"저와 함께 하는 다이어트는 딱 3~4개월만 하시고요. 그 후 3개월은 운동이나 스스로의 노력으로 끌고 가주셔야 해요. 그 전에 힘이 다 빠져버리면, 유지어터 기간을 버티지 못합니다."

평생 다이어트와 지속 가능 다이어트는 다르다. 한 번 집중 다이어트로 체중을 쫙 빼고, 평생 유지어터로 사는 것이 중요하다.

이 책은 다이어트 전 과정에서 알아야 할 모든 지식을 담았다. 엄지한의원을 찾는 환자가 아니어도 누구나 건강하고 매력적인 삶을 살아가기를 바라는 마음에서 환자들에게 코칭하는 내용들을 정리했다.

1장에는 다이어트를 시작하기 전에 알아야할 다이어트 지식에 관해 적었다. 2장에는 워밍업 1개월, 다이어트 시작 단계에서 지켜야할 내용들을 정리했다. 3장은 본격 감량 3개월 동안, 다이어트 하는 과정에서 주의해야 할 것들에 관해, 4장은 감량 이후 요요 없이 유지하는 3개월 동안의 관리법에 대해 기록했다.

그 외 '엄지 원장의 슬림 처방전' 코너에서 실제로 다이어트에 도움 되는 식단이나 토막 지식들을 각 꼭지마다 부록처럼 실어놓았다. 이것은 엄지 원장 인스타에서 수많은 팔로워들이 궁금해했던 내용들을 모은 것이다.

　이 책의 단계별 지침을 따라 다이어트를 하다 보면 지속 가능한 건강한 식습관과 생활 습관을 만든 스스로를 마주하게 될 것이다.
　'만병의 근원은 비만'이라고 말한다. 바꿔 말하면, '만병의 치료법은 비만 관리, 다이어트'라는 말이 된다. 다이어트 성공은 나의 몸 뿐만 아니라 마음까지 바꿀 것이다. 나의 변화는 곧 내 가족을 건강하게 이끄는 원동력이 될 것이고, 가화만사성을 몸소 실천하는 계기가 된다.
　이 책을 통해 오래도록 지속 가능한 다이어트를 실천해, 활기차고 건강하게 매력적인 삶을 살아가게 되기를 기대한다.

저자 서재화, 하유빈

지속가능 다이어트... CONTENTS

1장. 다이어트 몸의 변화에서 삶의 변화로

2장. 워밍업 1개월
다이어트 초기 지켜야 할 것들이 있다

3장. 감량 3개월
다이어트 중기 완주하는 전략

엄지 원장의 지속가능 다이어트

1장

다이어트
몸의 변화에서 삶의 변화로

체중 감량,
양보다는 질 높은 다이어트

"원장님, 근데 저 진짜 다이어트 해야 할 거 같은데 어떡할까요? 다이어트 한약을 먹어야 할까요?"

엄지한의원을 다녀간 직후, 개그맨 김미려 씨가 보내온 카톡이었다. 짧은 문의였지만 미려 씨의 고심이 느껴졌다.

미려 씨를 처음 만난 건 2021년쯤이었다. MBN의 한의학 정보를 알려주는 프로그램인 '보이는 라디오'에 출연했을 때였다. 김기욱 씨, 오정태 씨, 송중근 씨 등의 개그맨들이 MC처럼 출연해 딱딱하고 지루할 수 있는 한의학적 내용을 재미있게 소개하는 방송이었고, 미려 씨도 그중 한 명이었다.

미려 씨는 첫 만남부터 엄지 원장의 눈길을 끌었다. 방송은 토요일 오후에 진행되었고, 미려 씨는 남편과 아이 둘을 데리고 촬영장에 왔다. 보통 엄마들은 어린 자녀와 외출할 때 장난감이며 간식을 바리바리 싸가지고 다닌다. 그러나 유명 연예인은 다를 것이라고 생각했나 보다. 여느 엄마와 다를 바 없는 미려 씨의 모습이 인상적이었다. 미려 씨는 촬영하는 동안 아이들이 조용히 기다릴 수 있게 장난감과 태블릿 pc를 챙겨왔다. 또한 옥수수와 삶은 계란, 고구마 등 아이들을 위한 간식을 준비했다. 하나같이 건강식인지라 음식에 담긴 미려 씨의 정성이 느껴졌다.

더욱 놀라운 것은 간식이 아이들만을 위한 것이 아니었다. 토요일 진료 마치고 오는 한의사들, 피디, 스텝들까지 두루 먹을 수 있을 만큼 넉넉한 양이었다. 연예인으로서 자신의 헤어&메이크업을 챙기기도 버거울 텐데, 아이들은 물론 동료들 먹거리까지 살뜰히 챙기는 미려 씨의 모습이 퍽 인상적이었다. 참 선한 사람이구나, 친해지고 싶다는 마음이 들었다.

녹화 대기 중인 어느 날이었다. 엄지 원장은 미려 씨에게 거절해도 어쩔 수 없다는, 다소 가벼운 마음으로 제안을 했다.

"이번에 신사동으로 한의원을 확장 이전 했어요. 우리 한의원만의 특화된 홍보영상을 찍고 싶은데, 혹시 출연해줄 수 있어요?"

"물론이죠. 기꺼이 해야죠."

사실 이때는 연예인들의 출연료, 소위 몸값이 어느 정도인지 개념조차 없었다. 김미려 씨는 개인적 친분으로 흔쾌히 동의했고, 개업 축하 화환까지 들고 내원했다.

"우리 미려~ 하고 싶은 치료 다~ 해"라는 미려 씨의 인기 멘트로 촬영을 시작했다. 엄지 한의원의 진료 시스템을 체험하며 침도 맞고, 추나도 받고, 혈액검사 및 자율신경 검사도 했다.

이렇게 홍보영상 촬영 이후, 미려 씨가 다이어트를 하고 싶다고 연락을 보내온 것이었다.

한약 다이어트를 원했지만 과연 당장 한약으로 효과를 극대화시킬 수 있을지 걱정이 앞섰다. 미려 씨의 경우 그동안 많은 종류의 다이어트를 시도했던 몸인지라 극심한 마른 비만 상태(체지방은 14.8kg이 많고, 근육은 5.5kg 부족)였기 때문이다. 두 차례 지방 흡입술까지 한 탓에 복부가 냉하고 뭉쳐 있었다.

미려 씨는 한의학적으로 말하면 간신음허증(肝腎陰虛症) 상태였다. 간신허음증은 스트레스로 인하여 간이 피로한데다, 근육량이 부족하고, 수면의 질적 저하로 피로회복이 안 되어 근육량이 계속 감소할 수 밖에 없는 악순환의 상태를 말한다.

간(肝)은 근육을 주관한다. 몸의 피로를 회복시키고, 먹는 음식과 약을 해독하여 온 몸으로 보내준다. 또한 조혈작용을 통해 HDL 콜레스테롤과 LDL 콜레스테롤을 생산함으로써 혈액 속 지질대사의 균형을 조절한다.

신(腎)은 아랫배에 위치해 아궁이 불과 같다. 몸 구석구석을 흐르는 촉촉한 물질, 요즘의 말로는 호르몬 조절에 관여하는 곳이다. 따라서 잠을 늦게 자거나, 수면의 질을 떨어트리는 어두운 곳에서 밤 늦게까지 핸드폰을 사용하는 것은 신기(腎氣)를 상하는 최악의 습관이다.

미려 씨는 '어디 빠질 때까지 굶어보자'는 식의 극단적 다이어트 경험까지 있어 잘못된 다이어트로 인한 몸의 손상이 많았다. 간신 음허의 상태였기에 체중, 특히 체지방이 잘 빠질지 미지수였다. 게다가 바쁜 일상에 쫓기는 연예인이고 술도 좋아해 다이어트에 집중할 수 있을지도 염려되었다.

"원장님 말씀 잘 따를게요. 진짜 집중해서 2개월 다이어트 해보고 싶어요. 우리 아이들에게 엄마도 할 수 있다는 걸 보여주고 싶어요."

미려 씨의 적극적인 참여 의지에 부응해 엄지한의원의 다이어트 프로젝트가 시작되었다.

"두 달 동안 몇 킬로그램 빠지나요? 정말 요요가 없나요?"

진료실을 찾는 여성들의 기대에 찬 질문이다. 그러나 그들 중에는 미려 씨처럼 마른 비만인 경우가 많다. 이때 엄지 원장은 보수적으로 다이어트에 접근하라고 권한다.

인간의 노화는 점진적으로 이루어지지 않는다. 폭발적 노화의 시기가 있다. 44세와 60세이다. 이 시기를 기점으로 근육량이 급격히 감소하기 때문이다.

스탠포드대학 유전체 의학센터 마이클 스나이더 교수는 "노화는 시간이 지나면서 점진적으로 일어나는 것이 아니라, 특정 시점에 극적인 변화들이 생기는 것을 확인했다"고 말했다.

그의 연구진은, 처음에는 40대 중반의 변화가 여성의 갱년기로 인해 전체 그룹의 결과를 왜곡한 것으로 추정했다. 하지만 데이터를 면밀히 분석한 결과, 40대 중반 남성들에게도 비슷한 변화가 일어나고 있음을 확인하면서 연구에 속도가 붙었다.

연구진은 이러한 분자 변화 패턴이 생활 방식이나 행동 요인과 연관될 수 있다고 보았다. 예를 들어 삶의 스트레스가 많은 시기인 40대 중반에 알코올 소비가 증가하는 것과 관련될 수 있다는 것이다.

실제로 미국에서 심혈관질환(동맥경화증, 뇌졸중, 심근경색을 포함)의 유병률은 40~59세에서 약 40%이고, 60~79세는 약 75%로 증가한다.

따라서 40대의 다이어트는 체중계 숫자의 변화보다 체지방은 얼마나 빠지고 근육량을 얼마나 지켜냈는지가 더욱 중요하다.

살은 빼야 한다. 살은 지방이다. 그러나 근육을 지키려는 노력 없이 무조건 감량을 목적으로 해서 자칫 근육마저 빼버리는 다이어트라면, 차라리 안 하느니만 못하다. 물론 다이어트 과정에서 어느 정도의 근육 손실 또한 따라온다. 그러나 체중 감량의 20% 이상이 근육 감소라면, 몸 전체가 망가지는 다이어트를 한 셈이다. 막상 다이어트를 끝낸 후 다음을 기약할 수 없게 된다.

근육이 빠지는 다이어트는 기초 대사량을 떨어뜨린다. 결국 굶어도 더 이상 살이 빠지지 않는다. 또한 조금만 과식해도 몸이 붓고 곧바로 살이 찌는 체질로 변하고 만다.

근육에서 분비되는 칼프로텍틴 단백질은 암세포 성장을 억제한다. 세균, 바이러스 등 온갖 질환의 방어력을 높인다. 면역력과 직결이 된다. 따라서 근육을 유지하는 것은 건강을 위해 매우 중요하다. 몇 킬로그램의 살을 빼는 것보다 더 중요한 것은 체지방 감량과 더불어 근육을 지켜내는 것이다. 이러한 질 높은 다이어트가 관건이다.

엄지 원장의 슬림 처방전 |

다이어트에 단백질 섭취가 중요한 이유

1. 근육 유지 및 성장

다이어트 할 때는 열량 섭취를 줄이기 때문에 체중 감량이 일어나는데, 이 과정에서 근육도 함께 손실될 수 있어요. 근육량을 지키고 늘리기 위해서는 단백질을 먹어야 근육 합성에 필요한 아미노산을 빠르고 쉽게 공급해줍니다.

2. 포만감 증진

단백질은 소화가 느리고 오래 지속되는 에너지원입니다. 단백질을 섭취하면 포만감이 오래 유지되어 과식을 방지하고 식욕을 조절하는 데 도움이 됩니다.

3. 신진대사 촉진

소화되고 대사되는 과정에서 단백질은 다른 영양소보다 더 많은 열량을 소모합니다. 이를 '열생성 효과'라고 하는데 신진대사를 높여 체중 감량에 도움이 됩니다.

또한, 근육은 지방보다 대사율이 높기 때문에, 근육량을 유지하거나 증가시키면 기본 대사율이 높아져 더 많은 열량을 소모하게 됩니다. 동물성 단백질은 필수 아미노산을 다 갖췄기 때문에 꼭 챙겨드세요.

근육은 지키고 체지방만
골라서 감량하려면

"첫 2개월 치료는 3~4kg만 빼는 것이 좋습니다."

엄지 원장의 조언에 환자는 불만족스러운 표정이다.

"2달 동안 3~4kg밖에 안 빠진다고요? 그 정도는 1주일 굶어서 혼자서도 뺄 수 있어요."

이러한 환자는 엄지한의원과 어울리지 않는다. 다이어트는 단기적 성과에 머무는 것이 아니라 삶 전체의 질을 향상시키기 위한 과정이다. 엄지 원장은 그래서 여성에게 필요한 보약재 성분으로 맞춤한약을 처방하며, 다이어트 한약 복용 기간 상담을 통해 심리치료와 생활 습관 교정을 함께 병행한다.

체중계 숫자보다 근육의 중요성을 공감하는 환자만이 엄지 원장과 함께 치료할 수 있다. 엄지 원장의 처방을 잘 따라오면 비록 다이어트 첫 2개월 동안 체중이 조금 빠지더라도, 3개월 차에 들어서면 훨씬 눈에 두드러지는 결과를 얻게 된다.

다이어트 시작하기 전, 미려 씨는 이러한 과정에 대한 이해가 필요했다.

"미려 씨는 2개월 한약을 복용해도 살이 잘 안 빠질 듯해요. 엄지한의원의 한약은 특화된 처방이라 가격이 부담될 수도 있고요. 그리고 단기간의 효과를 원한다면, 날 원망할지도 몰라요."

미려 씨는 엄지 원장의 설명을 이해했고 다시 한번 강한 의지를 보여주었다.

"다이어트에 성공하면 엄지한의원 모델 할게요. 이번에는 진짜 아이들한테 엄마도 할 수 있다는 걸 보여주고 싶어요. 우리 엄마들은 나를 위해서도 가족을 위해서도 건강하게 오래 살아야 해요."

미려 씨는 절실하게 손을 내밀었고, 엄지 원장은 2년 전 녹화장에서 봤던 미려 씨의 모습을 떠올리며 그 손을 잡아주었다. 물론 미려 씨가 연예인이어서 특별 대우를 받은 건 없었다. 엄지한의원 문턱을 넘어오는 이의 신뢰의 발걸음 하나하나가 소중하듯, 미려 씨 역시 그런 엄지의 환자분 중 한 명이었다.

다이어트 과정에서 매일매일 체중이 감량 되는 것은 아니다. 체중 감량이 정체될 때도 있고, 오히려 증가할 때도 있다. 그 이유에 대해서 환자와 교감을 나누고, 바꿔야 할 생활 습관이 있다면 조언을 하고, 때때로 칭찬과 격려도 필요하다.

빨리 가려면 혼자 가면 되지만, 오래 가려면 함께 가야 한다고 했던가. 1, 2주 다이어트는 혼자 해도 된다. 그러나 체지방을 줄이는 다이어트는 최소 2개월이 필요하며 더러는 1년 이상을 지속하는 환자들도 있다. 오래, 길게, 요요 없이 가려면, 옆에서 도와주는 사람이 있어야 지치지 않고 즐겁게 이어나갈 수 있다. 그 역할이 바로 엄지 원장의 소명이라고 생각한다.

WHO가 비만을 '21세기 신종 전염병'이라고 규정했다. 단순한 비유가 아니다. 2030년이 되면 세계 인구의 절반이 비만인이 될 것이라고 우려를 표명한 것이다. 비만은 이제 개인의 나태함으로 생긴 결과물이 아니다. 병적인 질환이자, 각종 합병증을 동반하여 건강보험료를 상승시키는 사회적 문제로 인식되고 있다.

엄지 원장과 함께 일하는 진료 원장님들이 같은 목소리로 말한다.

"다이어트 처방이 제일 간단하다고 생각했는데, 하면 할수록 가장 어려운 진료 과목이예요."

한 사람의 체중을 감량시키는 것은 한약 처방만으로는 되지 못한다. 다이어트를 잘 이어가다가도 순간 폭식과 야식으로 흐름을 놓칠 수 있다. 그것을 다그칠 수는 없다. 왜 폭식을 하게 되었는지, 스트레스나 피로가 쌓였다면 어떻게 해결을 해야 할지, 다음에 또 스트레스가 왔을 때 어떻게 해소를 해야 하는지, 환자의 상황에 맞는 방법을 제시해주어야 한다.

'이것만 먹으면 살 빠져요'라는 다이어트 보조식품의 자극적인 광고에 속아 잘못된 다이어트로 몸과 마음이 상한 환자들이 많다. 이런 분들은 상황을 다시 회복시키는데 배 이상의 시간과 노력이 필요하다. 환자 스스로도 포기하고 싶은 다이어트를 격려하면서, 스스로를 믿고 앞으로 나아갈 수 있도록 상담 치료가 꼭 병행되어야 한다. 이를 위해서 진료 원장님과 엄지의 직원들이 다각도로 투입 된다.

엄지한의원에서는 다이어트환 없이, 오로지 맞춤한약으로만 처방을 한다. 다이어트환은 휴대가 편하고 대량 조제를 하기 때문에 가격이 좋을 수 있다. 하지만 환자마다의 살 찌는 이유가 각각 다르기에 그 원인에 맞는 한약재를 구성해야 한다. 특히 불면증, 피부 알러지, 고혈압, 갑상샘과 같은 호르몬 질환을 앓는 분은 마황의 민감도가 올라가므로 처방에 주의를 해야 한다.

다이어트 한약 복용이 끝나도 다시 요요가 오지 않도록, 생활 습관을 환자의 라이프 스타일에 맞게 설정해 준다. 체중 감량으로 인한 외모의 개선에만 머물지 않고 생활 전반의 변화가 올 수 있도록 설계하고 코칭한다.

물론 시간과 노력이 많이 든다. 하지만 엄지 원장을 믿고 한 걸음씩 따라오는 분들의 변화를 보면서 확신한다. 다이어트의 목적은 즉각적인 외모 개선이 아닌 오래도록 건강하고 매력적인 삶을 살아가기 위한 것이라는 것을. 이 목표에 동의하는 분들이 결국 자신감을 회복하는 과정을 지켜보며 나는 보람을 느낀다.

한의대 본과 1학년 시절, 교수님께서 동의보감의 한 구절을 말씀하셨다.

"소의(小醫)는 병(病)을 고치고, 중의(中醫)는 사람을 고치며 대의(大醫)는 사회를 고친다."

다이어트 진료에 있어서 소의는 식욕을 억제하는 처방을 한다면, 중의는 그 사람의 생활 패턴에 맞는 상담치료를 병행한다고 본다. 사람마다의 살 찌는 원인에 맞게 포인트 레슨이 필요한 것이다. 대의라면 '비만'이 개인의 문제를 넘어 사회적 문제임을 알리고, 다이어트에 대한 편견, 의식개선을 하도록 힘써야 할 것이다. 아직 나는 중의에 불과하지만, 대의를 꿈꾸며 끊임없이 노력해 본다.

엄지 원장의 슬림 처방전 2

근육량 키우는 3가지 방법

1. 식단에 동물성 단백질 꼭 넣기

근육량을 키우기 위해서는 단백질을 잘 먹어주어야 합니다. 그 중에서도 흡수율이 높은 동물성 단백질(닭가슴살, 소고기, 두부, 달걀, 생선, 아보카도 등)을 먹는 게 좋습니다.
몸무게 1kg당 1.5~1.8g의 단백질을 매일 먹어주세요.

2. 충분한 휴식과 수면 취하기

근육 성장은 운동 중이 아니라 운동 후 휴식 시간에 이루어집니다. 게다가, 수면 부족은 근육 회복을 방해하기 때문에 매일 7~9시간의 수면이 권장됩니다. 스트레스 받지 말고 충분한 휴식을 취하며 강도 센 운동 대신, 오히려 수면을 택하는 게 다이어트에 훨씬 도움이 됩니다.

3. 가벼운 운동하기

굳이 다이어트를 위해 강도 높은 운동을 할 필요는 없습니다. 오히려 이런 운동은 오래 하지 못하기 때문에 다이어트에 방해가 될 수 있습니다. 가까운 거리는 걷기, 엘리베이터 말고 계단 이용해서 올라가기 등의 습관을 들이면서 기초 대사량을 늘려주세요.
인바디를 통해 근육량을 체크해 보고 몸무게 x 0.34 정도의 근육량이 나오는지 보는 것도 좋습니다.

어떻게 근육은 지키고
체지방은 버릴까

　대한민국 여성의 8~90%가 다이어트 경험을 가지고 있다. 대부분의 여성들이 다이어트를 할 만큼 비만 스트레스를 겪고 있다는 말이다. 일부 여성들은 일상의 이벤트인 양 반복적으로 다이어트에 매달리기도 한다. 그야말로 비만 스트레스를 겪으면서 실패가 예정된 다이어트를 반복하고 있는 셈이다.

　실패는 성공의 어머니이며, 실패의 경험을 통해 성공의 확률은 높아진다. 그러나 안타깝게도 다이어트에는 이러한 법칙이 통하지 않는다. 일시적으로 다이어트에 성공한 듯 보여도 시간이 지나면 결국 실패로 끝나기 일쑤이다.

　결혼 웨딩사진 촬영을 앞두고 있을 때였다. 결혼식 날짜에 맞추어 2~3개월 전부터 다이어트 계획을 짰다. 그렇지만 계획대로 흘러갈 리가 없었다. 시간이 많이 남은 듯한 기분에 하루씩 미루게 되었고, 어느새 한 달이 훌쩍 지났다. 불안감이 슬슬 밀려왔지만 한편 마음만 먹으면 여전히 뺄 수 있다며 여유를 부렸다.

다이어트 계획에 충실한 날과 그렇지 않은 날이 반복되면서 어느새 D-day는 2주 앞으로 다가왔다. 그때부턴 정말 발등에 불이 떨어졌다. 대부분의 여성들, 특히 2~30대 여성들처럼 필자 역시 원푸드 다이어트와 굶는 것을 선택했다. 당장 몸이 상하더라도 눈앞의 목적 달성을 위해서는 어쩔 수 없었다.

그렇게 이 악물고 절식하며 1~2주를 버티고 사진 촬영을 마쳤다. 그리고는 드디어 다이어트가 끝났다는 해방감에, 억눌렸던 식욕이 폭발했다. 폭식은 한 번으로 끝나지 않고 꽤 장시간 이어졌다. 단지 식욕뿐만 아니라 고생했던 시기에 대한 심리적인 허기도 채워야 했기 때문이다. 다시 원래 몸무게로 돌아가는 데는 오랜 시간이 걸리지 않았다.

이러한 패턴의 다이어트가 몸에 좋지 않다는 것은 누구나 직감한다. 그러나 느낌에 그치지 않기 위해서 그 원인을 분명히 알아둬야 한다.

대부분의 여성들은 남성들보다 근육량이 부족하다. 운동을 하지 않는 여성일수록 더욱 그러하다. 문제는 근육을 만들기는 어렵지만 잃기는 쉽다는 것이다. 굶는 다이어트를 할 경우, 체내에 들어오는 에너지가 급격하게 줄어들어 에너지 결핍 상태가 발생한다.

신체는 탄수화물(포도당)을 주요 에너지원으로 사용한다. 음식 섭취가 줄어들면 혈당이 낮아져 사용할 에너지원이 사라진다. 신체가 에너지원으로 쓰는 영양소는 탄수화물, 지방, 단백질 순이기에 들어오는 탄수화물이 줄어들면 우리 몸은 다음 타깃으로 지방을 소모한다.

저장된 지방은 지방산과 글리세롤로 변환되는데 여기서 지방산이 간에서 케톤체로 전환되어 포도당의 대체 에너지원으로 쓰인다. 하지만 케톤체로 신체 에너지를 모두 충족하기에는 충분하지 않다. 이런 까닭에 추가적인 에너지원을 필요로 한다.

신체는 생존을 위해 마지막으로 단백질을 사용한다. 이때 근육에 저장되어 있는 단백질을 분해해 에너지원으로 쓰게 된다. 근육 조직에서 아미노산을 빼앗아 이를 간에서 포도당으로 전환하는 '당신생'이라는 과정을 통해 혈당을 유지하려 한다. 이러한 과정이 반복되면 근육이 감소한다.

특히 굶는 다이어트는 이러한 근손실을 가속화시켜 기초 대사량을 감소시키는 부작용을 초래한다. 기초 대사량은 근육량에 비례한다. 따라서 근육이 감소하면 신체가 소모하는 에너지의 양도 줄어들어 오히려 다이어트 후 더 쉽게 체중이 증가하는, 요요가 잘 생기는 몸이 된다.

다이어트 후 2년 안에 요요가 올 확률이 99.5%라고 하는 연구 결과가 있다. 2주간 굶으면서 다이어트를 할 경우, 요요 확률 또한 거의 100%에 가깝다. 엄지원장이 지속가능 다이어트를 주장하는 이유가 바로 여기에 있다. 첫 해에는 1개월 워밍업, 3개월 집중 감량, 3개월 체중 유지에 집중한다. 1년이 지나서는 2~3개월 다시 다이어트, 또 1년이 지나서도 2~3개월 다이어트를 해야만이 진정한 내 체중이 완성 된다. 이렇게 다이어트 기간은 3년을 바라볼 수 있어야 한다. 그러려면 지속가능 다이어트만이 답이 되는 것이다.

절식하며 다이어트를 하고, 다이어트가 끝났다는 착각에 기름지고 단 음식을 폭식하면서 지방을 쌓는 루틴이 반복되다 보면, 결국 근육은 빠지고 지방만 남게 된다. 그러므로 반복된 다이어트의 실패는 '다이어트 성공'을 부르는 것이 아니라 오히려 요요를 초래하고 만다.

다이어트, 우리는 지는 게임이 아닌 이기는 게임을 해야 한다. 다이어트라는 게임의 원리는 절대적으로 근육은 지키고 체지방만 감량하는 것이다. 게임의 원리를 무시하면 어제도 오늘도 내일도 실패할 수밖에 없다.

그럼 어떻게 체지방은 버리고 근육량을 높일 수 있을까. 운동만 한다고 해서 근육량이 늘어나는 것이 아니다. 운동은 근섬유의 재생과 파괴를 동시에 일으킨다. 특히 공복 운동은 근감소의 원인이다. 식단을 병행해야 한다. 음식으로 단백질을 섭취하는 것이 가장 좋다. 단백질은 포만감을 주며, 소화시키는데 25%의 칼로리가 소모된다. 이것은 단백질이 그만큼 소화시키기 힘들다는 뜻이다.

단백질은 흡수율이 중요하다. 흡수율을 높이는 방법으로 단백질을 섭취하는 것이 좋다.

첫째는 식물성과 동물성 단백질을 골고루 섭취하는것이다.

두 종류의 단백질은 필수 아미노산의 함량 및 조성이 다르고 흡수율도 다르다. 영양의 균형을 맞추려면 두부와 콩과 같은 식물성 단백질, 계란과 고기 등 동물성 단백질을 골고루 섭취하는 것이 좋다.

둘째는 흡수율이 높은 음식으로 선택하는 것이다.

미국 식품의약국에 따르면 동물성 단백질 중 단백질 소화 흡수율 1위는 소고기, 식물성 단백질에서는 콩이다. 결국 매일 식단에 소고기와 콩 요리가 들어가면 단백질 흡수율을 높여 다이어트에 도움이 된다.

셋째는 단백질 흡수율 높이는 조리법으로 요리하는 것이다.

조리법에 따라 영양소의 변화, 흡수율 등이 달라진다. 고기는 굽기보다는 삶아서 먹는 것이 좋다. 계란은 역시 후라이보다 삶아서 먹는 것이 단백질 흡수율을 높인다.

넷째는 아미노산 형태의 단백질을 섭취하는 것이다.

사람이 단백질을 소화하기 위해서는 단백질을 아미노산으로 만드는 과정이 필요하지만, 발효 과정을 거치게 되면 미생물이 대신 단백질을 아미노산으로 변환시켜 준다.

콩을 먹을 때도 삶은 콩(소화 흡수율 60%)보다는 된장이나 청국장(소화 흡수율 85~90%) 형태로 섭취하는 것이 더욱 좋다.

단백질 섭취는 체중(kg단위)의 1.2~1.5배(g 단위)를 먹어주어야 한다. 예를 들면 60kg의 성인은 최소 72g의 단백질 섭취가 필요하다. 달걀 10개, 또는 우유 2,000ml, 또는 소고기 300g을 매일 먹어야 한다는 말이 된다. 달걀 10개나 우유 2,000ml를 하루에 매일 먹을 수는 없기 때문에 고기와 함께 나눠서 먹어주는 게 좋다.

1) 아침에 일어나서 후라이 2개 + 우유 500ml

2) 점심에 간단하게 고기 100g + 삶은 달걀 2개

3) 저녁에 고기 100g + 우유 500ml

이런 식으로 먹을 수 있다.

60대 이상이거나 근력이 일반 사람들보다 더 적은 편이라면 같은 양의 단백질을 섭취해도 근육으로 합성하는 능력이 떨어져 더 많이 섭취해야 한다.

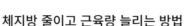

엄지 원장의 슬림 처방전 3

체지방 줄이고 근육량 늘리는 방법

1. 효율적으로 운동하기

근육량은 사실 단순히 많이 먹기만 해도 증가합니다. 하지만 이는 좋은 근육이 느는 게 아닙니다. 질적으로 우수한 근육량을 키우는 방법은 당연히 간단한 근력 운동을 하는 것입니다.

윗몸 일으키기, 플랭크, 스쿼트, 런지, 버피테스트 등 집에서 할 수 있는 간단한 운동을, 하루에 10분만 아침, 저녁으로 해주셔도 근육량이 늘어납니다.

2. 식사와 운동 조화 이루기

탄수화물과 지방의 섭취는 최소한으로 줄이는 게 좋습니다. 그러나 전혀 섭취를 안하면 단백질을 에너지원으로 쓰기 때문에 오히려 역효과입니다.

보통의 집밥으로 예를 들자면, 탄수화물인 밥은 1/3 공기 정도 최소한으로 먹고, 반찬 중 고기나 생선, 두부, 달걀 등을 충분히 먹으면 좋습니다. 물론 채소도 같이 먹어야 고기나 생선 먹을 때 흡수될 수 있는 동물성 지방의 흡수를 줄일 수 있고, 무기질 보충도 가능하며 변비도 예방할 수 있습니다.

인스턴트 식품이나 패스트푸드의 섭취도 조금씩은 줄여주세요. 지방 함량이 너무 많아요.

다이어트의 허상, 적게 먹고 많이 운동하기

저녁 외식 장소는 다양한 음식을 즐길 수 있는 뷔페다. 접시를 들고 한참 음식들을 살펴보고 신중하게 고른다. 다이어트 중이라 샐러드를 곁들이고 튀긴 음식은 맛만 본다. 하지만 포기할 수 없는 달콤한 디저트로 마무리하니 배가 불편할 만큼 가득 찬다. 오늘 맛있게 먹었으면 0칼로리! 내일 조금 덜 먹고 더 운동하리라 다짐한다.

생존이 가장 중요했던 시대가 있었다. 다이어트는 생각조차 할 수 없던 시기였다. 불룩한 배는 부의 상징이었고, 통통한 얼굴은 부잣집 맏며느리라는 미인의 기준이 되기도 했다. 하지만 풍요의 시기에 접어들면서 다이어트의 개념이 생겨났다. 기름지고 단 음식들이 넘쳐나고, 인스턴트, 정크푸드를 통해 몸에 축적된 지방 성분으로 이제는 비만을 걱정하게 되었다. 모두가 살을 빼고 건강한 몸매를 갖기 원하는 다이어트에 관심을 갖게 된 것이다.

각종 다이어트 방법이 소개되고 경험담이 넘친다. 또한 시대마다 트렌드도 달라진다. 무조건 야채만 먹는 다이어트가 있는가 하면,

오히려 고기만 먹는 다이어트도 있다. 몸의 독소를 빼는 디톡스 다이어트 식단이 유행하기도 하고, 하루 8시간만 먹고 16시간은 굶는 다이어트가 효과적이라고 알려지기도 했다.

이러한 각종 다이어트 방법이 소개되었지만, 다이어트에 관한 시대를 관통하는 불변의 인식이 있다.

'적게 먹고 많이 운동하는 것.'

사람들은 이것을 다이어트의 공식으로 여긴다.

이 개념은 20세기 초에 시작되었다. 마른 체형이 인기를 끌자 체중 감량을 위해 식사량 줄이기와 운동이 강조되었다. 이후 1950년대 저칼로리 다이어트와 피트니스 운동의 대중화로 체중 조절의 표준이 되었다. 1980년대에는 에어로빅 같은 격렬한 운동이 다이어트의 필수 요소로 인식되었다. 우리나라에서는 1990년대 '이소라 다이어트 체조' 비디오가 인기를 끌었는데, 운동을 통한 칼로리 소모가 다이어트에 중요한 요소로 여겨졌기 때문이다.

2000년대 이후로는 새로운 다이어트 프로그램들이 나타나거나 과거 유행한 다이어트가 다시 등장하기도 했다. 식단 구성에 지방 비율을 높이는 '저탄고지 다이어트'는 전통적으로 칼로리를 제한하던 다이어트와는 다른 행보를 보였다. 또한 새로운 다이어트로 혈당지수를 안정화시키는 'GI 다이어트'나 '간헐적 단식'이 등장하여 인기를 끌었다. 그럼에도 여전히 다이어트의 핵심은 '적게 먹고 많이 운동하는 것'이라는 생각에서 벗어나지 못했다.

과연 적게 먹고 운동을 많이 하면 살이 빠질까? 다이어트에 실패한 이유가 단지 적게 먹지 못하고 운동을 덜 해서일까?

다이어트 진료 경험을 바탕으로 결론짓자면, 다이어트의 허상이라고 말하고 싶다.

적게 먹으면 당연히 체중이 줄어든다. 원리를 살펴보면 이러하다. 보편적으로 음식물을 섭취하면 위장에서 소화되고, 영양분이 온 몸의 세포에 전달되어 생명 유지와 활동에 필요한 에너지를 공급받는다. 만약 섭취한 영양분이 남으면, 몸은 이를 필요할 때 쓰기 위해 글리코겐과 지방의 형태로 저장한다. 영양분이 과도하게 공급되면 몸 안에 저장되는 양이 많아지고, 적게 먹으면 저장된 글리코겐, 지방, 단백질을 분해하여 에너지로 사용한다.

이러한 기본 원리로만 본다면 적게 먹으면 살이 빠지는 것이 당연해 보인다. 그러나 계속 적게 먹는다고 계속 살이 빠질까? 언제까지 적게 먹을 수 있을까?

우리 몸이 단순히 섭취량에 따라 체중을 줄였다 늘였다 할 뿐이라면, 인류는 아주 오래 전에 멸종했을 것이다. 인류는 일정한 음식 공급이 어려운 수렵 채집 시대를 거쳤고, 때로는 굶어야 하는 상황도 빈번했다. 하지만 이러한 환경에서 '생존'할 수 있도록 우리 몸은 최소한의 에너지로 살아가고, 간혹 얻은 영양분은 최대한 저장하도록 프로그램 되었다. 현재는 생존을 위협받는 삶과는 거리가 멀고, 언제 어디서나 음식 섭취가 쉬워졌다. 그럼에도 우리 몸은 여전히 이 프로그램을 따른다.

음식을 적게 먹으면, '생존' 프로그램이 가동된다. 체내 대사율을 낮추고, 섭취하는 적은 영양분조차 저장하려고 한다.

실제로 다이어트를 결심하고 평소 먹던 음식의 양보다 훨씬 적게 먹고 있는데, 갑자기 식욕이 마구 솟는 경우가 있다. 이는 배고픔과 포만감을 조절하는 호르몬의 균형이 깨졌기 때문이다. 식사량이 줄어 포만감을 느끼지 못하면 렙틴 수치가 감소하고, 반대로 배고픔을 느끼는 그렐린 수치가 증가하여 식욕이 생기는 것이다. 즉, 적게 먹는 방법으로는 체중을 줄일 수 없다는 말이다.

그렇다면 운동으로 활동을 많이 해서 에너지 소비를 높이면 살이 빠질까?

남은 영양분이 지방과 글리코겐의 형태로 저장되었다가 에너지가 필요할 때 분해하므로 이론상으로는 가능하다. 하지만 '생존' 프로그램이 깔린 우리 몸은 소모한 에너지보다 더 많은 양을 비축하여 영양 결핍 상황에 대비하려 한다.

운동 후 배가 고프거나 식욕이 더 증가하는 것을 경험할 수 있다. 이는 운동으로 에너지를 소비했기 때문에 몸은 식욕을 증가시켜 다시 영양을 보충하려고 하기 때문이다.

한 연구에서 운동 후 배고픔 호르몬인 그렐린의 수치가 높아져 식욕이 증가한다는 것을 밝혔다.(Larsen et al. 2017. Effects of Aerobic, Strength or Combined Exercise on Perceived Appetite and Appetite-Related Hormones in Inactive Middle-Aged Men) 결국 운동으로 에너지를 소비하고 다시 식욕이 돌아 음식을 섭취하게 되면 운동으로 체중을 줄일 수 없게 된다.

또한 우리 몸은 운동으로 인해 소모되는 에너지를 아끼려 기초대사량을 낮춘다. 따라서 꾸준히 운동을 하더라도 점차 소모되는 칼로리 양은 줄어들어 살 빼기는 더욱 어려워진다.

우리는 현대를 살아가지만, 우리 몸의 프로그램은 여전히 수렵과 채집의 시대에 최적화 되어 있다. 적게 먹고 많이 움직여 살을 뺄 수 있다는 것은 과학적 근거가 부족한 믿음에 가깝다. 다이어트에 성공하기 위해서는 믿음이 잘못되었다는 것을 인식하고, 신체의 과학적 메커니즘을 이해하며 접근해야 한다.

엄지 원장의 슬림 처방전 4

뱃살 빼는 가자미근 운동

뱃살 빼고 싶다고 '복근 운동' 하는 분들이 많습니다. 하지만 체지방 먼저 감량한 후에 근력 운동인 복근 운동을 해야 효과를 볼 수 있습니다. 복근 운동을 하면 근육을 키우고 코어를 단련시킬 수 있지만 뱃살을 줄이는 것과는 별개의 문제라는 점을 알아두셔야 해요.

뱃살을 뺄 때 가장 효과 좋은 운동은 바로 '가자미근 운동'입니다.

■ 가자미근 운동

1) 허리를 곧게 펴고

2) 다리는 90도 각도

3) 발 뒷꿈치를 최대한 올려주세요.

4) 1, 2 ,3초 유지 후, 내려줍니다.

■ 가자미근 운동할 때 주의사항

1) 의자에 걸터 앉지 말고, 등받이까지 쭉 당겨서 90도로 앉아주세요.

2) 무릎, 다리, 발바닥이 일자가 되어야 해요. 다리가 앞으로 나오면 종아리 근육만 발달해요.

3) 발바닥이 땅에 닿자마자 올려요. 뒷꿈치가 바닥에서 오래 머물면 자극이 안 됩니다.

다이어트 최고의 적은 스트레스

"여기, 아프시죠? 여기는요? 아이고~ 여기도 아프시겠다."

진료실에서 처음 만나는 환자에게 엄지 원장이 제일 많이 하는 말이다.

노력하고 굶어도 살이 안 빠지거나 각종 질환을 앓는 비만 환자들이 엄지한의원을 많이 찾는다. 절진을 해 보면 한결같이 아픈 혈자리가 몇 군데 있다.

절진은 한의학에서 손으로 환자의 몸을 만져서 진맥을 하는 것을 말한다. 절진에는 망문문절(忘聞問切)의 4가지 진찰법이 있다.

망(忘)은 환자의 안색, 골격, 신체를 보는 것이다. 문(聞)은 환자가 호소하는 증상을 듣는 것이고, 문(問)은 환자의 얘기를 듣고 체크할 사항을 되돌려 묻는 것이다. 마지막으로 절(切)은 맥을 잡고, 환자의 몸을 만져서 진찰하는 것을 말한다.

나는 절진을 중요하게 생각한다. 요즘 사람들은 본인의 아픔에 대해 솔직하게 말하기를 꺼린다. 혹은 아픈 곳을 제대로 표현하지 못한다.

"환자의 입은 거짓말을 할 수 있지만, 환자의 '몸'은 진실을 말한다."

엄지원장이 후배 한의사들에게 해주는 말이다. 그만큼 절진으로 환자의 몸을 만져서 살피고, 망진으로 환자의 안색과 혀를 살피는 것은 중요하다.

한의학에서 설진(舌診)은 혀를 살펴서 소화기 상태는 물론 만성 염증의 여부, 혈액순환 장애로 인한 두통, 수면의 질 등을 체크하는 진료법이다. 설령 환자 본인이 느끼는 불편 증상을 줄줄이 얘기할지라도, 간혹 A4 용지에 자신의 증상을 써 오는 이도 있지만, 핵심이 되는 부분을 찾아내려면 절진 과정이 반드시 필요하다.

절진으로 체크해야 할 포인트 혈자리에 문제가 발견되면, 질문을 한다.

"스트레스를 받으면, 어떻게 해결하세요?"

이때 대답은 대체로 두 종류로 나뉜다.

"저 별로 스트레스 안 받아요."

"술 마시거나, 친구와 수다 떨거나 하죠."

전자는 나 자신을 모르거나, 나 자신을 돌볼 여유조차 없을 확률이 높다. 내 몸은 스트레스를 불러올 이유로 가득하다. 그러나 내 몸의 신음을 무시하거나, 무시한 채 살아내야 하는 상황일 것이다.

환자의 몸이 스트레스를 받는다는 것을 나는 어떻게 알았을까?

첫째, 환자를 처음 절진하는 부위는 목과 어깨의 근육이다. 몸이 긴장 상태가 되면 제일 먼저 흉쇄유돌근(SCM)이 뭉친다. 흉쇄유돌근은 목덜미 가장자리에 위치하는 근육으로 귀 바로 아래의 목덜미에서 어깨로 이어지는, 머리를 떠받들어주는 근육이다. 승모근이 자주 뭉치거나 두통을 앓는 사람이라면 의심해볼 수 있다.

대부분 목과 어깨 근육의 긴장을 경추 디스크 문제로 여겨 자세의 교정이 필요하다고 여긴다. 사실은 나를 둘러싼 환경이나 상황에서 오는 압박감이 원인인 경우가 많다. 이때 스트레스, 화(火)가 치솟으면서, 마치 아파트에 불이 나면 아래층에서 위로 불이 번져가듯 흉쇄유돌근이 긴장하는 결과가 된다.

둘째, 환자를 가장 편안한 상태로 눕힌 후 맥박을 살핀다. 이때 현맥(弦脈)을 보인다. 현(弦)은 활 궁(弓)+검을 현(玄)을 더한 활시위 현이라는 뜻의 한자이다. 마치 활이나 현악기의 팽팽한 줄처럼 맥박이 빠르고 긴장한 채 뛴다. 특히 저혈압임에도 맥박수가 평균 70회보다 훨씬 높은 경우 현맥이 관찰되고, 수면의 질이 굉장히 떨어져 있음을 알 수 있다.

반대로 활맥(滑脈)을 띄는 환자도 있다. 활(滑)은 물 수(氵)+뼈 골(骨)을 더한, 매끈하다는 뜻이다. 마치 뼈를 타고 흐르는 물처럼 미끈미끈한 맥으로, 팽팽했던 활시위가 팽팽하다 못해 툭 끊어져 흐물흐물해져 버린 것과 같다. 이를 요즘의 말로 표현하면 만성적인 스트레스로 인해 자율신경의 균형이 깨진 것이다.

셋째, 원내에서 자율신경 검사 HRV(Heart Rate Variability)를 한다. HRV 검사는 스트레스 검사, 심박변이도 검사라고도 불린다. 자율신경이라고 하는 교감-부교감 신경은 몸의 등, 척추를 타고 머리로 올라가는 신경이다. 각각의 신체 장기들(심장, 폐, 근육, 위-장, 방광, 생식기 등)이 자율적으로 제 기능을 할 수 있도록 하는 센서와도 같다. 위급한 상황, 스트레스, 대사기능이 활성화될 때, 교감신경이 더 많은 일을 한다. 휴식과 취침의 상황, 음식을 소화 시킬 때는 부교감 신경이 더 역할을 수행한다. 자율신경은 교감-부교감 신경이 적절히 균형을 갖추며 상호보완하면서, 활동과 휴식의 순간을 구분한다.

넷째, 마지막으로 절진하는 부위가 바로 자율신경이 지나가는 곳이다. 한의학에서는 배수혈(背輸血)이라고 한다. 양의학 자율신경의 신경 분절점과 한의학의 배수혈은 거의 일치한다. 환자는 스스로의 스트레스 정도를 인지하지 못할지라도, 배수혈을 촉진하면 어느 장기의 문제인지, 얼마만큼의 스트레스를 감내하고 있는지 알수 있다.

이렇게 머리부터 발끝과 등까지 환자의 몸 구석구석을 살피는 이유는 바로 스트레스 때문이다. 스트레스는 혈압을 올리고, 수면을 방해하며, 각종 암의 원인이 된다. 거의 모든 질환은 스트레스와

밀접하게 맞닿는다. 특히 스트레스는 비만의 결정적 원인이 된다.

얼마나 먹는 양을 줄일까.

무엇을 먹어야 혈당 스파이크를 피할 수 있나.

칼로리 소모를 위해서 어떤 운동을 해야 할까.

다이어트에 대한 일반적인 접근이다. 과연 적절한 접근일까? 단언컨대, 스트레스를 중심으로 다이어트를 바라보지 않는다면, 다이어트는 결코 성공할 수 없다. 먹는 양을 줄여 몸을 기아 상태로 만들어 체중을 줄였을지라도, 언제든지 요요가 올 수 있다.

스트레스를 방치한 다이어트는 모래 위에 성을 쌓은 꼴이다. 이미 실패가 예견된 다이어트에 불과하다. 그러므로 스트레스에 대한 인지력을 키우고, 스트레스를 해소할 수 있어야 한다. 내 몸에 맞는 스트레스 해결 방법을 찾아야 한다. 그래야 비로소 요요 없는 다이어트에 성공할 수 있다.

"원장님, 저는요, 많이 먹지 않아요. 그런데 살이 안 빠지네요."

종종 듣는 하소연이다. 이런 환자는 대체로 하루 세 끼를 먹지 않으며 1주일 중 5일 내내 식이 조절을 잘한다. 그러나 스트레스로 인해 한 끼만 폭식을 해도 그동안의 노력은 헛수고가 되어 버린다.

다이어트는 내 몸의 10%를 덜어내는 장기전, 마라톤과도 같다. 빨리 앞서나가는 것보다 넘어지지 않고 나만의 페이스대로 완주를 하는 것이 중요하다. 이런 마음가짐일 때, 다이어트라는 게임에서 승리할 수 있다.

이제 스트레스 받는 상황을 곰곰이 떠올려보자. 무엇이 생각났는가? 누군가로부터 싫은 소리를 들었을 때, 차 막히는 도로에서 얌체처럼 끼어드는 차, 내 뜻대로 따라주지 않는 사춘기 자녀, 직장에서의 선후배…. 예상치도 않는 스트레스로부터 어택(공격)을 받는다.

사실, 내 스스로에게 주는 스트레스도 빈번하다. 가령 미각 스트레스가 그러하다. 마라탕, 탕후루, 엽기떡볶이가 한때 인기 요리였다. 마라 맛, 엽기 맛은 각종 가공식품에서도 붐을 일으켰다. 여기에 제로 슈가를 더해 죄책감은 덜면서 자극적인 맛을 찾게 만들었다.

스트레스 해소에 좋다고 먹던 맵고 달고 짠 자극적인 맛은 오히려 스트레스에 민감하게 만든다. 뇌에서는 스트레스를 이겨내고자 도파민을 분비한다. 이때 지나친 흥분 상태로 마치 스트레스가 해소되는 듯한 기분에 젖어든다. 이런 경험을 한 뇌는 스트레스 상황이 되면 또다시 '맵단짠' 음식을 찾도록 명령한다. 바로 도파민 중독이다. 뇌의 기전상 마약 중독과 크게 다르지 않다.

스스로에게 스트레스를 주는 상황은 수면에서도 나타난다.

잠자리에 누워 핸드폰으로 인스타, 유튜브를 보는 것은 시각 중추를 자극해 뇌를 각성시킨다. 취침 시작 시각이 지나치게 늦은 경우, 총 수면이 7시간을 넘더라도 수면의 질은 떨어진다.

술 역시 마찬가지다. 술을 마시면 입면(잠에 드는 것)은 쉬울지 몰라도 수면의 질은 크게 떨어진다. 이러한 건강치 못한 수면 환경은 수면 부족을 일으키며, 이 또한 스트레스로 작용해 뇌의 편도체를 활성화시킨다. 편도체가 과하게 흥분되면 자제력, 이성적 판단을 좌우하는 전두엽이 억제된다. 이 때문에 충동적인 언행을 하기 쉽다. 스트레스 자극에 취약한 뇌와 몸으로 만들 위험이 크다.

스트레스가 심해지면 소위 스트레스 호르몬이라 불리는 코르티솔 분비가 늘어난다. 코르티솔은 근육 분해를 일으켜 근육이 녹아나게 한다. '최고의 다이어트는 스트레스다'라는 말처럼 스트레스를 받으면 얼굴살이 빠져 홀쭉해 보인다. 실제 체중이 줄어들기도 한다. 바로 스트레스로 근육량이 줄어든 때문이다.

스트레스는 우리 몸과 뇌를 응급상황으로 만든다. 포도당 에너지를 빠르게 공급하기 위해 인슐린 호르몬 분비량을 늘려 혈당을 급히 올린다. 이것이 바로 혈당 스파이크이다.

혈당이 오르는 이유는 '맵단짠'의 자극적인 맛, 불량한 수면 습관, 스트레스 때문이다. 이로 인해 과다 분비된 인슐린은 더 이상 일을 하지 않게 된다. 이를 인슐린 저항성이라 부른다.

혈액 속 포도당을 에너지로 만들어줘야 할 인슐린이 제 기능을 발휘하지 못하면 어떤 현상이 벌어질까? 음식을 먹을수록 졸립고 몸이 축축 처져 피로감이 쌓인다. 결국 살찌는 몸이 되어버린다.

스트레스로부터 스스로를 보호하려면 원인부터 제거해야 된다.

그러기 위해선 회복할 힘, 곧 회복탄력성이 있어야 한다. 문제는 이미 스트레스에 지쳐 있으므로 그럴 만한 힘을 갖추지 못한 경우이다.

초기에는 전문가의 도움을 받아 스트레스로 약해진 몸을 치료하면서 회복탄력성을 키워야 한다. 어느 정도 몸이 개선되었을 때 치료와 노력을 병행하면서 뇌가 인지할 시간을 갖는다. 다이어트 기본 치료를 2개월 단위로 2~3회, 즉 4~6개월 정도를 진행하는 이유가 여기에 있다.

엄지 원장의 슬림 처방전 5 ♥

다이어트에 성공하는 사람의 특징

1. 남의 몸과 자신의 몸을 비교하지 않는다

2. 칼로리 강박에서 자유롭다

칼로리가 아닌 당, 지방, 나트륨 함량을 체크하는 것이 좋습니다.

3. 단백질을 꼭 챙겨 먹는다

식사할 때마다 소량이라도 단백질을 먹어줘야 피부, 머리카락, 각종 장기에 영향이 가지 않습니다.

4. 끊임없이 움직인다

성공한 다이어터들의 충고 중 하나는 '살찔 틈 없이 움직여라'입니다.

5. 배가 고플 땐, 군것질이 아닌 담백한 한 끼를 떠올린다

굶주린 상태에서의 군것질은 절대 한 입으로 끝나지 않고 폭식으로 이어집니다.

6. 적당히 쉴 줄 안다

다이어트의 필수 조건 중 하나는 충분한 휴식입니다.

7. 한 끼를 과식해도 바로 올바른 식습관으로 돌아온다

한 끼 과식으로 좌절하면 이제까지의 노력이 물거품이 됩니다. 과식을 했더라도 바로 올바른 식습관으로 돌아와야 합니다.

8. 체중에 집착하지 않는다

다이어트에서 중요한 건 체중보다 근육량입니다.

다이어트와 스트레스는
동전의 양면과 같다

흔히 스트레스를 '받는다',라고 흔히 말한다. 마치 본인 스스로는 스트레스를 초래하는 이유와 원인에서 자유로운 듯한 표현이다. 하지만 스트레스의 상당 부분은 스스로 초래하거나 확대 재생산한다. 스트레스가 어떤 상황과 여건에서 비롯되었든, 핵심은 스트레스에 대처하는 방법이다.

가령 MBTI 의 E형인 사람(한의학에서는 소양인 체질과 유사)은 외향적이어서 스트레스를 풀고자 할 때 친구와 수다를 떠는 방법을 택한다. MBTI의 I형(한의학적으로는 소음인에 해당)인 사람은 혼자서 음악을 듣거나 잠을 잔다고 할 것이다. 이렇듯 스트레스에 대한 대응법이 다른 것처럼, 스트레스 해소를 위한 한약도 사람의 기질과 성향에 따라 달라진다.

한의학에서 바라보는 스트레스 질환은 화병(火病)이라 하며, WHO에 정식 병명으로 등록되어 있다. 엄지 원장은 다이어트 진료를 하면서 한의학적 치료가 참 절묘하다고 감탄하곤 하다. 바로 이

화병 처방 한약재들 때문이다.

한의학에서는 스트레스로 인해 나타나는 증상들을 세분화하고 있다. 기울증, 간비불화증, 상열하한증, 담음, 허번, 독음무양증이 그러하다.

■기울(氣鬱): 사람의 인체는 빨대처럼 하나의 원통형으로 기가 소통되어야 한다. 하지만 스트레스를 받는 상황에서는 흐르고 뻗어나가야 할 기, 에너지가 막힌다. 이때 명치 아래 구미혈이 답답하다.

■담음(痰飮): 소통해야 할 기가 막혔을 때, 담이 결린 것처럼 근육이 뭉치고 쑤시는 통증이 발생한다. 림프 순환이 안 되고 만성피로가 누적되면 다크써클이 생기기도 한다.

■간비불화(肝脾不和): 스트레스를 관장하는 간 기능이 떨어지면, 비, 즉 소화 기능이 조화를 이루지 못한다. 누구는 입맛이 떨어지고, 누구는 폭식을 하게 된다. 자꾸 헛트름을 하며 복부에 가스가 찬 느낌에 답답하다.

■상열하한증(上熱下寒): 상체로 열이 몰려 두통, 목 어깨 근육통이 발생한다. 반면 하체는 찬 기운으로 부종이 생기고, 아랫배가 차가워진다. 변비 또는 과민성대장을 앓거나 생리통이 심해진다.

■독음무양증(獨陰無陽症): 표현 자체가 조심스럽긴 하지만, 노처녀 히스테리라고 하면 이해가 빠르다. 스킨쉽이나 성관계의 결핍에서 오는 신체의 증상 및 심리적 불안감이다. 여성뿐만 아니라 남

성에게도 같은 증상이 나타나며, 독양무음증이라고도 한다. 꼭 남녀의 관계만을 의미한다기보다는 1인 가구가 늘어나는 사회 추세에 따른 우울감으로 폭넓게 해석할 수 있다.

이렇듯 양방과 달리 스트레스 질환이 세분화되어 있으므로 그에 따른 한약재 역시 달라져야 마땅하다.

엄지한의원은 다이어트 한약재의 대명사와 같은 마황(마황은 본래 감기 치료제이다) 용량을 늘려 처방하지 않는다. 여타의 스트레스 약재를 적절히 가감했을 때, 체중 감량이 잘 된다는 점을 확인한 까닭이다.

가령 외부 활동을 해야 스트레스가 풀린다는 MBTI의 E형인 사람은 시호약재를 처방하여 답답하게 막힌 에너지를 명쾌하게 뚫어준다. 혼자만의 시간을 보내는 I형인 사람은 향부자라는 약재를 써서 울체된 기운을 부드럽게 풀어준다.

굶는 다이어트를 반복해 굶어도 더는 살이 안 빠진다는 환자에게는 황기라는 보약을 처방한다. 여름철 삼계탕에 넣는 황기는 몸의 기운을 붙잡아주는 보기약(補氣藥)으로 기가 허해서 생긴 부종을 개선시켜 준다.

체지방은 많고 근육량이 적은 마른 비만 환자의 경우, 당귀와 천궁 같은 보혈약(補血藥)으로 근육 형성에 중점을 둔다.

이렇게 환자의 상태에 맞는 한약과 함께 하는 다이어트 초기 한 달, 체중 감량이 더딜 수는 있다. 그러나 내부적인 체성분 변화는 활발하게 일어난다. 근육은 늘고, 체지방은 빠진 상태이다. 외양적인 체중의 변화가 더딘 듯 느껴질 따름이다. 대부분의 환자는 체성분 검사에 나타난 변화와 함께 가벼워진 몸의 상태를 실감하며 기뻐한다.

그러나 안타깝게도, 환자의 조급함 때문에 중도에 포기하는 상황과 간혹 마주할 때가 있다. 오로지 수치상의 변화만을 좇으며 엉뚱한 반응을 보인다. 근육량의 증가도, 체중보다 체지방의 감소가 더 중요하다는 사실도 이해하지 못한다. 엄지한의원이 추구하는 다이어트의 본질과 방향에 어울리지 않는 셈이다.

다이어트의 핵심은 겉의 변화보다 내면의 근본적 개선이다.

다이어트 누구나 시작해도 아무나 성공하진 못한다. 스트레스 역시 누구나 받지만 아무나 해결하는 방식을 찾는 것은 아니다. 그렇다고 속수무책 손을 놓을 수도 없다. 왜냐하면 다이어트와 스트레스는 동전의 앞뒷면과도 같기 때문이다. 스트레스를 잘 다스리는 것이 다이어트 성공의 결정적인 요인이 되는 이유이다.

엄지 원장의 슬림 처방전 6

칼로리 낮은 간식 순위

■ 칼로리 낮은 과자 순위

1. 아이비(120kcal)
2. 새우깡(145kcal)
3. 무뚝뚝감자칩(166kcal)
4. 아몬드 빼빼로(175kcal)
5. 고래밥(186kcal)
6. 바나나킥(285kcal)

■ 칼로리 낮은 케이크 순위

1. 롤 케이크
2. 파운드 케이크
3. 치즈 케이크
4. 생크림 블루베리 케이크
5. 쇼트드 케이크
6. 과일(후르츠) 케이크
7. 초콜릿 케이크

케이크는 크림이나 초콜릿만 최대한 피해주면 칼로리가 그렇게 높지는 않습니다. 간식을 너무 억제하지 말고, 간식을 먹되 밥까지 모두 먹지 않으면 다이어트에 큰 피해는 없습니다.

스트레스 해소를 위한 처방

다이어트의 목적이 단순한 외모의 변화를 넘어 저속노화, 건강수명을 키우는데 있다면 나만의 스트레스 해소 방법 2~3가지는 꼭 찾아야만 한다. 스트레스 상황에서 당장 실천할 방법과 시간이 걸릴지라도 근본적으로 고쳐가야 할 방법, 이렇게 투 트랙(Two Track)을 갖추는 것을 권한다. 엄지 원장이 추천하는 방법을 몇 가지 소개하면 다음과 같다.

첫째, 가장 손쉬운 스트레스 해소 방법으로, '4·7·8 호흡법'으로 숨쉬기가 있다.

'4·7·8 호흡법'은 진료실을 찾는 환자에게 강하게 추천하는 방법이다. 엄지 원장이 SBS 〈좋은 아침〉 건강 프로그램에 출연해 불면증 해소 방법으로 소개한 바 있다.

처음 4초를 세면서 천천히 숨을 들이마신다. 그리고 7초 동안 숨을 멈추었다가 8초 동안 서서히 숨을 내뱉는 것이다. 자율신경의 부교감 신경을 활성화시킴으로써 과항진된 교감신경을 진정시킬 수 있다.

이때 주의사항은 공기를 흠뻑 마시려는 욕심에 가슴을 들썩이지 않는 것이다. 스트레스 화(火)라는 것은 상기(上氣: 기운을 상체로 몰리게 함)의 특징을 갖는다. 그래서 전중혈(가슴 한가운데, 유방의 유두를 연결하는 가로선의 정 중앙점. 화(火)를 내보내는 창문과 같다)에 상기(上氣)된 화(火)가 몰린 것을 기울(氣鬱)이라고 한다. 전중혈을 눌렀을 때 뻐근하게 아프다면, 꼭 '4·7·8 호흡법'을 활용해 보기 바란다.

엄지 원장은 환자가 '4·7·8 호흡법'을 하면서 내뱉는 숨에 침(針)을 꽂는다. 이를 한의학에서는 사법(瀉法)이라고 한다. 사(瀉)는 '뺄 사'라는 한자로, 몸속 노폐물을 배출하게 돕는 침법이다.

'여자의 배는 항상 따뜻해야 한다'는 말을 들어봤을 것이다. 우리는 단전이라고 하는 아궁이에 불씨(한의학에서는 신양(腎陽)이라고 부른다)를 갖고 태어난다. 이 불씨가 점점 사그라드는 것이 곧 노화인 셈이다. 아궁이 불씨를 꺼트리지 않고 부채질해가며 잘 관리하는 것이, 바로 저속노화(Slow-Aging)의 핵심이다.

신양을 따뜻하게 지키는 것은 요즘 표현으로 하자면 코어(Core)의 힘을 키우는 것이다. 신양이 줄어서 아랫배에 힘이 풀리면 복부지방이 쌓이게 된다. 주로 갱년기를 맞아 호르몬 균형이 깨졌을 때 발생한다. 30~40대까지 날씬했던 사람도 갱년기가 되면 복부지방이 늘어난다. 갱년기는 지방의 재배치 시기인지라, 여성의 경우 엉덩이, 허벅지에 있던 체지방이 복부로 몰리면서, 팔다리는 근육을 채우지 못해 ET 체형이 되고 만다. 엄지 원장이 여성들에게 배꼽의 힘, 복식호흡, '4·7·8 호흡법'을 강조하는 이유이다.

둘째, 자연과 접촉하기이다.

우리는 자연의 일부이다. 자연스러운 게 아름답고, 자연스러운 삶이 행복감을 충만하게 채워준다. 과학자들은 이를 서캐디안 리듬(Circadian Rhythm)이라고 말한다.

지구상의 생명체는 태양의 주기를 따라 생명을 유지한다. 해가 뜨면 활동을 하고, 해가 지면 잠을 자면서 세포의 재생을 돕는다. 그러나 요즘은 문명의 발달이라는 미명(微明) 아래 밤이 되어도 활동을 멈추지 않는다.

한편 먹거리도 자연에 가까운 식재료보다 간편히 먹을 수 있는 초가공식품(UPF: ultra-processed food)을 섭취한다. 초가공식품은 천연 식품에서 추출되거나 기타 유기 화합물로부터 합성되어 제조된다. 방부제, 향신료, 색소와 같은 식품 첨가물을 통해 입맛을 돋우도록 만들어진다. 유통의 편의성과 수익성을 높이기 위해 수소화 또는 튀김과 같은 공정으로 만들어진다.

이처럼 자연의 리듬을 거스르고, 자연 본연의 성분이 파괴된 음식을 먹음으로 신체가 스트레스를 받게 되는 것이다.

자연과 가까워질수록 우리의 몸은 스트레스에서 벗어날 수 있다.

요즘은 공원 곳곳에 맨발 걷기를 할 수 있도록 산책로가 조성된 것을 볼 수 있다. 최근 몇 년 전부터 주목받고 있는 어싱(Earthing)이 기여한 바이다. 어싱은 1990년 후반 클린트 오버(Clint Ober)라는 사람이 대중화시켰다. 지구에 살고 있는 인체는 전자기장의 영향을 받기에 지구 표면과 인체를 직접 접촉하는 '접지(接地)' 행위가 병을 낫게 한다는 이론이다.

병은 전문 의료인에게 치료를 받는 것이 맞으며, 어싱은 전기기술자이므로 의학적 근거는 부족하다. 그러나 어싱 이론이 의미하는 바가 인간은 자연을 가까이할수록 건강해진다는 것이라면, 나는 동의한다. 스트레스 증상의 상당 부분은 인공적이며 인위적인 상황에서 비롯되기 때문이다.

해외 출장이 잦은 남성 비만 환자가 있었다. 한 달에 3번 정도는 야간 비행기를 타고, 시차가 다른 해외에서 5일 정도 머물다 귀국하는 생활 패턴이었다. 다양한 다이어트 치료(삭센다 주사, 식욕억제제, 지방분해 주사 등)를 받았지만 성공하지 못했다. 현재 2개월째 치료 중이다. 그간 체중은 4kg 빠지면서 체지방은 5.7kg가 줄었고, 간 수치 AST, ALT 2가지 지표가 모두 정상이 되었다. 아직 치료의 절반에도 미치지 않았지만 괄목할 만한 변화를 이뤘다.

엄지 원장이 환자에게 추천했던 방법이 바로 어싱의 응용 버전이었다. 첫째, 야간 비행은 본래 수면시간이므로 기내식을 피할 것. 둘째, 숙소 첫날 아침은 피곤해도 현지 시각 기준 7시에 무조건 숙소 바깥으로 나갈 것. 특별히 인근에 공원이나 해변이 있다면 신발을 벗고 맨발로 앉아 있으라고 했다. 몸은 햇빛을 흠뻑 받으며 아침임을 인지해 서캐디안 리듬을 빠르게 찾을 수 있었다. 귀국 시에도 비슷한 패턴을 유지하도록 했다.

아무리 바빠도, 매일 실천하지 못할지라도 '자연과 접촉하기'를 자신만의 방법으로 실천하면 좋다. 이로 인해 스트레스 호르몬 코르티솔을 낮추어 폭식의 유혹을 이겨낼 수 있다. 고장난 인슐린 저항성의 회복으로 먹는 음식을 좋은 에너지로 전환시킬 수 있다. 숙면에 어려움을 겪을 때도 멜라토닌을 먹는 것보다는 자연과의 접촉으로 세로토닌(멜라토닌의 재료. 행복감을 느끼게 하는 호르몬)을 만들어 숙면을 유도할 수 있다.

더불어 스트레스를 해소하는 방법으로 '배움'을 추천한다.

수영, 꽃꽂이, 영상 편집 등등. 그 어떤 것도 좋다. '만 시간의 법칙'에 의하면, 누구나 열정과 끈기를 갖고 만 시간의 경험을 누적하면 전문가가 될 수 있다고 한다. 한 분야의 성과를 냈던 경험은 다른 환경에서도 동일하게 발휘된다. 누구나 성공하고 전문가가 되어야 하는 것은 아니다. 배움 자체만으로도 충분한 의의와 가치가 있다.

나는 혼자 운동하는 것보다 선생님에게 배우는 것을 좋아한다. 빵을 좋아해서 인터넷 레시피로 혼자 할 수도 있지만, 베이킹 수업을 매주 듣기도 했다. 이렇게 나와 다른 분야의 '배움'은 본업인 한의사로서의 효율을 높여주었다. 생각하지 못했던 관점에서 본업을 바라볼 수 있었다. 아집에 빠지지 않도록 폭넓은 사고를 하게 했다.

건강한 삶을 실천하는데 배움은 매우 중요하다. 배움의 시간을 통해 스트레스를 해소하고 정신적인 건강을 채워갈 수 있다.

스트레스를 받으면 감정적 식사를 하게 된다. 감정적 식사는 스트레스를 해소하기 위해 음식에 의지하는 현상이다. 이 문제를 해결하려면 우선 자신의 감정을 인식하고, 먹고 싶은 욕구가 실제로 배고픔 때문인지 스트레스로 인한 감정 때문인지를 구분할 수 있어야 한다.

식사 전에 스스로에게 다음과 같은 물음을 던져 본다.

'내가 지금 정말 배가 고픈가?'

'지금 먹는 것이 나에게 진정 도움이 될까?'

감정으로 인한 가짜 식욕인 것을 알아챘다면, 먹는 대신 다른 대체 활동을 찾음으로 감정을 전환하면 좋다. 음악을 듣거나, 영화를 보거나, 산책을 하는 등의 활동으로 대체하면 스트레스 해소에도 좋고, 감정적 식사를 하지 않을 수 있다.

또 평소 규칙적인 식사 습관을 유지하면 감정적 식사로 인한 폭식을 예방할 수 있다. 아침, 점심, 저녁을 정해진 시간에 먹고, 균형 잡힌 영양 섭취를 통해 혈당 변동을 줄이면 불필요한 간식을 피할 수 있다. 식사를 거르거나 과도하게 절식하는 다이어트는 배고픔을 심화시켜 감정적 식사를 유발할 수 있다. 그러므로 규칙적인 식사 습관이 중요하다.

음식은 스트레스를 해소하는 도구가 아니라, 몸을 건강하게 유지하는 수단임을 기억해야 한다. 음식을 보상이나 위로의 수단으로 여기지 말아야 한다. 필요한 영양소를 공급하는 방법으로 받아들이는 것이 중요하다.

감정적 식사를 자주 하는 사람은 음식 일기를 작성해 보는 것도 좋다. 자신이 먹는 음식을 기록하고, 그때의 감정 상태도 함께 적는다. 이를 통해 언제, 왜 감정적 식사를 하는지 파악할 수 있다. 또한 감정과 식사 사이의 패턴을 이해하게 된다.

'스트레스를 피할 순 없지만, 그것을 어떻게 다루느냐는 우리의 선택이다.'

윌리엄 제임스의 말처럼 스트레스를 적절히 관리하면 체중 증가뿐만 아니라 다양한 건강 문제를 예방할 수 있다. 다이어트를 성공적으로 유지하기 위해서는 스트레스 관리가 필수적이다.

[내 스트레스 지수 체크 리스트]

다음 문항들을 읽고, 지난 한 달 동안 얼마나 자주 이런 감정을 느꼈는지
표시한다.

	문항	0	1	2	3
1	일상에서 걱정하거나 불안한 일이 자주 생긴다.				
2	어떤 일에도 집중하기 어렵고, 정신이 산만해진다.				
3	쉬어도 피로가 풀리지 않고, 자주 피곤함을 느낀다.				
4	작은 일에도 짜증이나 화를 내는 일이 많아졌다.				
5	자주 두통이나 근육통, 또는 소화불량을 경험한다.				
6	잠들기 어렵거나 자주 깨는 등 수면에 어려움을 겪는다.				
7	무기력함이나 좌절감을 자주 느낀다.				
8	식욕이 크게 줄거나, 반대로 폭식하는 경우가 있다.				
9	일이나 일상생활에서 벗어나고 싶은 강한 욕구를 느낀다.				
10	사람들과 대화하거나 어울리는 것이 부담스럽다.				

- 0점: 전혀 그렇지 않다
- 1점: 가끔 그렇다
- 2점: 종종 그렇다
- 3점: 자주 그렇다

- 0~10점: 스트레스가 거의 없는 상태.
  현재 상태를 유지하되, 꾸준히 마음 건강에 신경 써야 한다.
- 11~20점: 약간의 스트레스를 받고 있는 상태.
  적절한 휴식과 취미 활동 등을 통해 스트레스를 관리해야 한다.
- 21~30점: 스트레스가 상당히 높은 편.
  적극적으로 스트레스 해소 방법을 찾고, 필요하면 전문가의 도움을 받아야 한다.
- 31점 이상: 매우 심각한 스트레스 상태.
  건강에 영향을 미칠 수 있으니 즉각적인 조치와 전문가의 도움이 필요하다.

나에게 맞는 다이어트는 따로 있다

2023년 4월 19일을 잊을 수가 없다. 그날은 남편의 생일이었다. 그동안 신사동으로 이전하면서 하루도 쉴 없이 달려왔던 터라, 모처럼 남편도 휴가를 내고 단둘이 데이트를 즐겼다. 야외 테이블에 앉아 초콜릿 아이스크림을 나눠 먹고 있는데 전화가 왔다.

"원장님, 한의원 홈페이지 서버가 다운 되었어요."

깜짝 놀라 초콜릿 아이스크림을 바지에 흘려버렸다. 알고 보니 김미려 씨가 엄지한의원에서 다이어트 2.5개월 만에 11kg 감량, 특히 근육량 적은 마른 비만임에도 불구하고 9kg이 지방으로 빠졌다는 기사가 나갔던 것이었다. 카카오채널 문의만 해도 100개가 넘었고, 부재중 전화도 수십 통이었다.

그 이후 엄지한의원이 대중들에게 많이 알려졌다.

"김미려 씨만큼 빠지려면, 어떻게 해야 하나요?"

"두 달 안에 최소 10kg은 빼고 싶어요."

이러한 문의를 받으면 우려되는 면이 많다. 다이어트는 '상대평가'가 아닌 '절대평가'와 같기 때문이다. 다른 사람이 성공했다고 해서, 나도 꼭 성공하리라는 보장은 없다. 현재 복용하고 있는 약 (호르몬제, 수면 관련 보조제, 신경정신과 약, 관절약, 피임제 등)에 따라 다이어트 효과는 떨어질 수밖에 없다. 환자 스스로의 의지와 생활 패턴(식사 시간, 수면 시간, 업무의 강도 등)에 따라 효과는 천차만별이다. 다이어트는 환자와 의료진 모두가 합심해서 장기적인 계획을 세우고, 나만을 위한 다이어트 속도로 절대평가를 해나가는 것이 바람직하다.

'이것만 먹으면 살 빠져요.'

'3개월 복용하면 10kg 빠져요.'

이러한 말초 자극적인 다이어트 보조식품의 과대광고가 문제라고 평소에 늘 생각해왔다. '김미려 다이어트'라고 알려진 엄지한의원도 그렇게 비춰지는 것이 아닌지, 걱정이 되었다.

패션이 유행하는 것처럼, 다이어트도 유행을 탄다.

다이어트 방법의 시조새 격인 원푸드 다이어트, 덴마크 다이어트부터 시작해서 최근에는 혈당 제한 다이어트, 땅콩버터 다이어트, 식초 트릭, 소금 트릭까지 다양한 다이어트 방법이 나타났다 사라지곤 한다. 뜨겁게 유행을 탔다가 빠르게 식어 사라진다.

다이어트에도 얼리어답터가 있어 유행하는 다이어트는 다 해 보는 이들도 있다. 그러나 공부법도 각자에게 맞는 방법이 있듯 다이어트 역시 마찬가지다. 유행하는 방법만 쫓다 보면 극단적인 다이어트를 하게 될 위험이 있다.

어떠한 다이어트를 할지 정하기 전에 반드시 점검할 것이 있다. 바로 '나 자신을 아는 것'이다. 내가 어떤 사람인지, 내 삶의 방식은 무엇인지를 이해하는 것에서 모든 변화가 시작된다. 다이어트 시작 전, 자신의 일상을 돌아보자. 평소 어떤 식습관을 갖고 있는지, 활동 수준은 어떠한지 등을 자세히 기록해보는 것이 중요하다. 나의 라이프 스타일을 정확히 파악하면 다이어트 계획을 세울 때 실질적인 목표 설정이 가능하기 때문이다.

또한 성격은 다이어트 성공에 큰 영향을 미친다.

MBTI의 P유형처럼 평소 충동적으로 결정을 하는가, 혹은 J처럼 계획적이며 체계적인 편인가에 따라 방법은 달라진다. 충동적 성격이라면 갑작스런 식욕에 휘둘리기 쉬우니 이를 억제할 전략이 필요하다. 원푸드 다이어트나 덴마크 다이어트처럼 음식 종류를 제한하는 다이어트를 하면, 스트레스를 많이 받고 다이어트에 실패할 확률이 높아진다. 급찐급빠(급하게 찐 살은 급하게 뺀다) 기법을 활용하여 의료진이 의욕을 북돋우면 다시 다이어트에 집중할 수 있다.

반면 계획적인 성격이라면 식단을 짜고 그것을 따르는 것이 더 효과적일 수 있다. 다만 주의할 점은 생리전 증후군으로 갑자기 오르는 식욕 때문에 계획을 지켜내지 못하면, 자책을 하며 자신감을 잃을 수 있다. 본인 스스로에게 조금은 관대해지면서 너무 틀에 가

뒤놓지 않는 것이 좋겠다.

사람들을 만나는 게 피곤한 스타일이라면, 집에서 영상을 보며 홈트를 하거나 1:1 수업을 하는 방법이 좋을 것이다. 만일 사교적인 성격이라면 친구들과 함께 하는 그룹 운동이 지루하지 않게 운동을 이어갈 방법이 된다.

과거의 나는 어떠했는가. 지금은 어떻게 변화하고 있는가. 미래의 나는 어떤 모습이기를 바라는가.

이 세 가지 질문에 답함으로써 다이어트를 포함한 생활 변화의 동기를 부여받을 수 있다. 과거의 다이어트 실패를 교훈으로 삼고, 현재의 작은 성공들을 축하하며, 미래의 다이어트에 성공한 모습을 상상하면서 동기를 유지하는 것이 중요하다. 이를 '자기 예언 확신설'이라고 한다. 다이어트에 성공할 것이라고, 자기 스스로를 믿고 예언을 하면, 나의 행동 방향은 그 미래를 향해 수정될 수 있다.

2024년 10월 채널A 정은아 MC가 진행하는 〈몸신의 탄생〉 작가의 연락을 받았다. 건강한 다이어트 치료를 하는 한의사 엄지 원장의 진료 철학이 〈몸신의 탄생〉 프로그램 의도와도 같다며, 사례자 한 명을 추천해 4주간의 프로젝트를 부탁하였다.

40대 후반의 사례자를 진맥한 결과, 다이어트와 요요를 반복했던 몸으로, 지칠대로 지쳐 있었다. 호르몬 변화가 요동을 치며 완경으로 치솟는 갱년기 여성을 한의학에서는 신음허증(腎陰虛症)이라고 한다. 아랫배의 자궁-난소-방광의 비뇨생식기 노화가 급속도로 일어나므로, 자꾸 허화(虛火: 허해서 뜨는 열감)가 위로 치솟는다. 체온 조절의 균형이 깨지니 갑자기 더웠다가 갑자기 추워진다. 특히 저녁이 되면 증상이 심하다. 이는 불면증으로 이어진다.

사례자에게 엄지 원장이 준 솔루션은 '식전탕'이었다.

■식전탕 구성: 황기, 복령, 대추, 용안육, 계피, 감초

-황기: 피로감을 회복시키며 부종은 제거한다.

-복령: 소나무 아래, 버섯처럼 기생하는 식물. 소나무 기운처럼, 허화(虛火-몸이 허해서 뜨는 열감)를 식혀서 소변으로 배출해준다.

-대추, 용안육: 단맛이 나는 약재들로 심신을 안정시킨다. 숙면에 도움이 된다.

-계피: 아랫배를 따뜻하게 하여, 혈액순환과 체지방 분해에 도움이 된다.

-감초: 뭉친 근육을 풀어주며, 다른 한약재들의 조화로운 효능을 이끌어낸다.

'식전탕'이라고 이름을 만든 것은 식사하기 30분 전까지, 식전 공복에 복용하기 위해서이다. 보통 우리는 스트레스 화(火)가 쌓이면 감정적 식사(매콤 달콤한 자극적인 맛을 찾는다거나, 과식 폭식 등 음식양 조절이 되지 않는 것)를 하기 마련이다. 식전탕의 백복령과 용안육 대

추는 마음을 안정시켜 이상 식욕을 누그러트릴 수 있다. 그래서 식사하기 전에 미리 복용하게 한다.

여기에 더 추가하자면, 식사 하기 전 물 1~2컵을 마셔두는 것도 좋다. 물은 0kcal 천연의 식욕 억제제이다. 옛 어르신들은 '밥 먹기 전에 물 먹지 말라'고 하셨다. 이는 못 먹던 시절에 물배가 차면, 밥을 덜 먹고, 영양이 부족하게 될까 봐 걱정하는 마음에서 나온 말이다. 요즘처럼 영양 과잉 시대에는 오히려 밥 먹기 전 물먹기가 음식 섭취량 한두 숟가락을 줄여준다. 식사뿐만 아니라 모든 음식(음료수 커피, 두유, 우유일지라도)을 먹기 전에 물을 1~2잔 마시는 습관도 만들어두면 좋다.

2024년 12월 3일 화요일 밤 8시 〈몸신의 탄생〉 방송에서 사례자의 결과가 공개 되었다. 4주 동안 10.5kg이나 감량된 만큼 반응 또한 뜨거웠다. 12월 4일 수요일 휴진일 나는 프랑스 파리로 출국하는 일정이 있었다. 김미려 씨 때처럼 휴진일에 터지는 핫(hot)한 반응으로 비행기 이륙 전까지, 또 파리에 도착해서도 직원들과 연락을 하느라 정신이 없었던 기억이 있다.

사실 사례자에게 식전탕만 주었던 것은 아니다. 함께 생활 습관을 점검하고 다이어트 의지를 북돋는 상담을 병행했다. 사례자를 가장 불안하게 했던 요소는 '또 다시 요요가 오면 어떡하지?'였다.

개인적으로 나는 다이어트 진료에 있어서 상담이 참 중요하다고 생각한다. 나와 진료를 하는 다이어트 기간뿐 아니라, 진료적인 다이어트가 끝나고, 스스로의 유지어터 기간에도 체중이 1~2kg 정도는 더 빠질 수 있어야 체질 개선이 이루어진 것이기 때문이다. 그러려면 환자의 평소 생활 습관을 바꿔주고, 돌발적인 상황(회식, 가족모임, 야근, 감기와 같은 급성 질환이 생기는 것 등)에서 어떻게 위기를 극복할 것인지를 미리 알려주어서 대처하도록 해야 한다.

이렇게 다이어트도 프로젝트처럼 기획해야 한다. 자기 자신을 효과적으로 관리하기 위해 마치 하나의 프로젝트를 기획하고 관리하듯 접근하는 것이다. 목표를 설정하고, 달성하기 위해 계획을 세우며, 정기적으로 진행 상황을 점검하는 것이 중요하다.

일반적인 성공의 법칙 중 빼놓을 수 없는 것이 자기 주도성이라고 한다. 다이어트도 크게 다를 바가 없다. 결국 내 몸의 주인은 나이므로 주도성을 발휘해 자신만의 규칙과 시스템을 개발해야 한다. 그때 자기 책임감을 갖고 꾸준히 노력하게 된다.

스스로를 객관적으로 파악하기 어렵다 싶을 때는 전문가의 도움을 받는 것도 좋다. 내 상황을 잘 파악할수록 자신의 강점을 활용하고, 약점을 보완하는 전략을 짜기가 쉬워진다. 그러면 단기적으로 다이어트 성공뿐만 아니라, 장기적으로 건강을 유지하고 삶의 질을 향상시킬 수 있다.

엄지 원장의 슬림 처방전 7 ♥

다이어트 시작, 물과 계란을 활용하라

무조건 운동을 열심히 한다고, 혹은 단식을 한다고 다이어트에 성공하는 것 아닙니다. 오히려 역효과가 날 수 있습니다. 심한 운동으로 다이어트를 시작하면 식욕이 늘어 음식 조절이 안 되거나 운동에 대한 스트레스로 폭식을 하게 되어 살이 더 찔 수 있습니다.

다이어트의 기본 공식은 [식습관 8: 운동 2]라고 할 정도로 식사 습관이 중요합니다.

처음에는 물과 계란을 활용하는 게 좋은데요.

물은 한꺼번에 섭취하는 것보다 하루 종일 나눠서 총 2L 정도 마시는 게 좋습니다.

계란은 섭취 후 혈당을 높이는 수치의 비율인 당지수가 0에 가까운 음식이기 때문에 다이어트에 좋습니다. 단백질의 영양적 가치 또한 100점 만점에 100점이고, 계란의 단백질은 대사과정 중에 30% 칼로리가 저절로 소모되기 때문에 칼로리 고민도 줄일 수 있습니다.

특히 식욕 억제를 원한다면 완전히 익힌 삶은 계란도 좋습니다.

이렇게 다이어트를 시작할 때는 우선 물을 최대한 많이 마시고 계란을 사용한 음식들을 먹는 게 좋습니다.

성공하는 다이어트 공식

학창 시절, 소위 '엄친아'라 불리는 친구가 있었다. 공부는 물론 여러 면에서 뛰어난 능력을 발휘했다. 게다가 예쁜 외모와 친절한 성격으로 부러움의 대상이었다. 그 친구에게 비결을 물었다.

"목표를 설정하는 것이 중요해."

당시에는 판에 박힌, 진부한 대답이라고 생각했었다. 그러나 친구를 찬찬히 지켜보며 알게 되었다. 남들보다 일찍 등교했고, 수업에 오롯이 집중했으며, 체육 시간에는 누구보다 열심히 운동장을 뛰어다녔다. 단지 목표만 세운 것이 아니었다. 목표를 달성하기 위한 빈틈없는 집중과 부단한 인내가 진짜 비결인 셈이었다.

성공한 사람들의 삶은 화려하게 보인다. 하지만 그 이면에는 자기절제의 치열한 노력이 있다. 또한 일시적으로 그치지 않는다. 스스로 만족할 때까지, 자신이 이룬 성과를 인정받는 순간까지 끊임없이 목표를 향해 달려간다. 목표를 향한 집중과 인내, 그리고 꾸준한 실천이 바로 성공의 기본 원리이자 공식이다.

성공하는 삶의 공식이 있다면, 성공하는 다이어트의 공식도 동일하다.

2022년에 발표된 연구(ML Frech. 2022. My Goal Is to Lose 2.923 kg!—Efficacy of Precise Versus Round Goals for Body Weight Reduction)에 따르면, 구체적인 체중 감량 목표를 설정한 사람들이 그렇지 않은 사람들보다 더 많은 체중을 감량한 것으로 나타났다. 곧 구체적이고 명확한 목표가 우리의 행동을 바꾸며, 그 행동 변화가 성공 확률을 높이는 역할을 한다. 이는 미국의 심리학자 에드윈 로크가 말하는 목표의 '자기 통제력(Self-regulation)'으로 설명할 수 있다. 목표를 설정하는 것 자체가 목표에 방해되는 행동과 사고를 스스로 조절하게 한다.

그렇다면 다이어트에 성공하기 위해서는 목표를 어떻게 세워야 할까?

첫째, 목표는 구체적이어야 한다.

예를 들어 막연한 '체중 감량'이 아니라 '2개월 동안 5kg 감량'처럼 수치를 명확히 설정하는 것이다. 이를 세부적으로 쪼개 '첫 달 3kg, 다음 달 2kg 감량'과 같이 단계적 목표를 세우면 더욱 효과적이다. 구체적인 목표는 행동을 세밀하게 변화시키며 실천 가능성을 높여주기 때문이다.

둘째, 작은 성공을 경험하여 성취감을 쌓는다.

처음부터 목표를 크게 잡을 필요가 없다. 오히려 '매일 물 2L 이상 마시기', '저녁은 6시 전에 먹기', '식사 시간을 20분 이상 천천히 하기' 등등 단기적인 목표를 세워 실천해 보는 것이다. 하나씩 목표를 달성하다 보면, 이러한 작은 성공들이 쌓여 결국 큰 성공으로 이어진다.

실제 한 연구(K. Uetake & N. Yang. 2017. Success Breeds Success: Weight Loss Dynamics in the Presence of Short-Term and Long-Term Goals)에서 단기 목표를 달성한 사람들이 더 도전적인 목표를 설정하며, 목표를 달성할 가능성이 높은 것으로 나타났다. 이는 작은 성취 경험이 자기 통제력과 자기 효용감을 강화하기 때문이다. 나아가 새로운 도전적인 목표를 추구하도록 동기를 부여한다.

다이어트가 단순히 사이즈를 줄이는 것을 넘어 몸의 변화를 통해 삶 전체에 활기를 불어넣는 것이 목표가 되면, 다이어트를 실천하는 과정 자체가 도전이 된다. 계획을 세우고 하나씩 실행해가는 과정에서 성취감과 만족감을 얻게 되고 이를 통해 자신감이 생긴다. 새로운 자신을 발견하고 성공의 원리를 경험하므로 미래의 도전을 흔쾌히 받아들일 수 있게 된다.

매번 다이어트에 실패했다면, 성공 공식을 다이어트에 대입해 보자. 성공은 성공을 낳는다. 다이어트의 성공은 당신을 놀랍도록 변화시킬 것이다.

엄지 원장의 슬림 처방전 8 ♥

손쉽게 뱃살 빼는 방법

1. 미지근한 물 충분히 섭취하기

미지근한 물이 체내의 노폐물을 몸 밖으로 배출시키는 작용을 합니다. 하루에 2L 이상은 마실 수 있도록 노력하는 게 좋아요.

2. 복식호흡 하기

숨을 들이마실 때 배를 부풀리고, 내쉴 때 배꼽을 뒤로 가져가는 방법으로 복식호흡을 하면 좋습니다. 하루에 30분~1시간 정도, 자기 전에, 핸드폰 하며 누워있을 때, 배를 의식하면서 호흡을 하면 아랫배가 몰라보게 날씬해질 수 있어요.

3. 복부 마사지 하기

복부 마사지는 내장의 기능을 활발하게 하여 변비를 없애고 배의 군지방을 감소시킵니다. 샤워할 때 복부를 마사지하는 것도 좋고, 목욕 후에 마사지 오일이나 바디 로션을 바르고 해도 좋아요

4. 발바닥 자극하기

발바닥에서 엄지발가락을 발뒤꿈치 방향으로 내려오면, 움푹 패인 아치 부위가 있습니다. 여기는 소화기능과 관련된 혈자리인데요. 약간 아플 정도로 매일 10분 이상 누르면 좋아요.

가성비와 가심비를 충족시키는 다이어트

엄지 원장은 물건을 살 때 필요성과 품질을 우선으로 생각한다. 그러나 가격이라는 현실적인 문제 앞에서 고민에 빠지기도 한다. 이런 고민 속에서 자주 등장하는 단어가 바로 '가성비'와 '가심비'다.

'가성비'는 가격 대비 효용을 따지는 개념으로, 저렴한 가격에 더 높은 성능을 얻는 것을 의미한다. 반면 '가심비'는 경제적 효용성에 그치지 않고, 자신이 느끼는 만족감과 심리적인 가치에 중점을 둔 선택이다. 마음을 충족시키는 소비라는 점에서 '가심비'는 감정적 만족을 중요시하는 현대인들에게 중요한 소비 기준이 된다.

물건을 선택할 때 우리는 흔히 이 두 가지 기준 사이에서 고민한다. 그리고 두 가지 기준이 적절한 조화를 이룰 때 가장 만족스러운 선택을 할 수 있다. 그렇다면 다이어트는 어떨까? 가성비와 가심비 중에서 어느 부분을 만족시키는 선택일까?

먼저 다이어트는 건강에 긍정적인 영향을 미친다. 고혈압, 당뇨, 고지혈증, 관절염, 지방간 등 비만과 관련된 대사 증후군을 예방한다. 또한 만성염증과 관련한 질환들(비염, 질염, 과민성대장 증후군, 지루성피부염, 피부알러지, 생리불순 등)이 호전되기도 한다. 이는 병원 방문 횟수와 복용하는 약물의 양을 줄여, 결과적으로 개인의 의료비 부담을 낮춰준다. 시간적 경제적 이득을 준다.

또한 국가적 차원에서도 의료보험료 지출을 줄일 수 있다. 실제 여러 연구에 따르면, 다이어트를 통해 체중을 줄이는 것이 개인의 의료비 절감은 물론 사회 전반의 의료비 절감에도 큰 기여를 하는 것으로 나타난다. 이렇게 얻을 수 있는 경제적 효용성이 다이어트의 가성비이다.

실제로 2010년 한 연구(Hammond RA. & Levine R. 2010. The economic impact of obesity in the United States)에 의하면, 비만으로 인해 한 사람의 평생 비용이 9만 2천 달러(2010년 기준 1억 580만 원) 더 발생한다고 한다. 1억 원이 인생 전반에서 볼 때 그리 큰 돈은 아닐 수 있다. 하지만 그 비용을 다른 곳에 사용하였을 때 훨씬 더 의미있는 삶을 살 수 있다.

'나이 들어 근육 1kg의 가치는 2022년 물가 기준 1,400만~1,600만 원 가치에 달한다.'

근육 1kg의 가치가 생각보다 상당히 크지 않은가? 이 문구는 정희원 작가의 『당신도 느리게 나이 들 수 있습니다』라는 책에서 나온 말이다. 노년기 근육량이 건강과 직결되며, 근육량의 감소는 의료비 등 경제적 손실로 이어질 수 있다는 점을 잘 보여준다. 따라서 노년기 활동성과 건강에 긍정적인 영향을 주는 근육량을 보존하거나 증가하는 것이 경제적 측면에서 가성비가 높다고 할 수 있다. 특히 나이가 들수록 근육량의 가치가 더욱 높아진다는 점을 고려하면, 다이어트는 건강을 지키는 가성비 높은 인생의 전략 중 하나라고 볼 수 있다.

다이어트는 가성비뿐 아니라 가심비까지 충족시켜준다.
'최고의 성형은 다이어트'라는 말이 있다. 사실 다이어트를 통해 얻는 경제적 이득은 먼 미래에 느낄 수 있는 가치이고, 지금 당장 피부로 느껴지지 않기 때문에 실감하기 어렵다. 하지만 다이어트로 인한 외모의 즉각적인 변화를 경험하면 이를 통해 자신감이 상승되고, 매일 거울을 볼 때마다 만족감이라는 가치를 느낄 수 있다. 나아가 몸무게 숫자가 변하는 것을 보면서 성취감을 맛보게 되고, 이를 유지하기 위해 생활 습관을 변화시키면서 자신을 돌보고 사랑하는 법을 알게 된다.
이처럼 다이어트는 단순한 체중 감량 이상의 심리적 만족감을 제공한다. 다이어트가 가심비를 충족시켜주는 조건이 되는 것이다.
다이어트가 가성비를 만족시킨다고 했지만, 실제로 경제적 측면에서 얻을 수 있는 이득은 생각보다 미미하다. 오히려 가심비를 만족시켜 가성비를 올려주는 효과가 더 크다. 다이어트로 인한 성취감이나 만족감을 통해 자신감을 얻게 되면 더 활발한 사회활동으로 이어질 수 있다. 이러한 변화는 한 개인의 긍정적인 발전의 밑거름이 되어, 또 다른 동기 부여와 예상치 못한 경제적 이득까지 가져올 수 있다.

우리가 물건을 고를 때 가성비 또는 가심비로 만족감을 얻을 수 있는 것처럼, 다이어트를 통해서도 가성비와 가심비를 얻을 수 있다. 미래에 지출하게 될 의료비 절감과 더 높은 생산성을 통한 경제적 이득은 간접적인 비용까지 절감시켜준다. 또한 가심비로 얻어지는 외모의 긍정적 변화와 자신감 상승은 보다 활발한 사회적 활동으로 인해 개인과 사회 전반의 발전에 큰 영향을 끼칠 수 있다.

다이어트를 했을 때 얻을 수 있는 경제적인 손실은 줄어든 사이즈에 맞춰 옷을 새로 사야 하는 것뿐이다. 그 어떤 소비와 선택보다도 큰 경제적 이득을 가져다주는 다이어트를 하지 않는 것은 지금과 미래의 나에게 크나큰 손실을 안겨줄 것이다.

엄지 원장의 슬림 처방전 9 ♥

다이어트의 적, 보디 프로필

환자들을 상담하다 보면, 보디 프로필 찍은 후 폭식, 요요, 대사 저하로 살이 찐 후 더 이상 살이 빠지지 않는다는 분들을 종종 보게 됩니다. 보디 프로필이라는 목표를 두고 나를 가꾸는 것은 찬성, 그러나 보디 프로필 촬영 10일 전부터 하는 극단적인 다이어트는 반대합니다.

만약 보디 프로필을 찍으셨다면 곧바로 관리를 시작하셔야 합니다.

최종 파이널까지 10일간의 극단적 다이어트를 하면 내 몸은 기아 상태에 빠져요. 언제라도 음식이 들어오면 무조건 저장해야지!! 하면서 저장 시스템을 발동시킵니다.

게다가 보상심리가 생겨서 촬영 후 더 많이, 그동안 못 먹던 음식을 먹게 되죠. 평소처럼 먹어도 몸은 살 찔 준비가 되어 있는데 평소보다도 훨씬 많이 먹으니 당연히 살이 급격히 찌게 됩니다. 소화기도 망가지고요. 언제 음식이 또 들어올지 모르니 무조건 저장 모드.

따라서 진정한 다이어트를 희망하시는 분은 보디 프로필 촬영 전까지는 셀프 다이어트 하시더라도 끝나자마자 컨디션 조절을 위해 체계적인 건강 관리를 꼭 하셔야 합니다.

코로나 팬더믹 후
달라진 다이어트 환경

    2020년 1월, 첫 국내 코로나19 확진자가 발생한 이후 우리의 일상은 대대적으로 바뀌었다. 과거 사스, 신종플루, 메르스와 같은 신종 감염병이 있었지만, 이제까지 코로나만큼이나 생활 전반에 큰 영향을 미친 경우는 없었다.

    엄지 원장 또한 코로나를 절대 잊을 수 없다. 엄지한의원은 강남구 도곡동에서 조그맣게 시작했다. 첫 개원인 만큼 무리수를 두고 싶지 않아, 운영이 힘든 한의원을 무상으로 양도를 받았다. 2019년 10월 후반부터 개원 준비를 하고, 간판이며 실내 환경을 재정비한 후 2020년 1월 2일에 진료를 시작했다. 하필이면 개업 떡을 돌리는 날이 MBN 방송국의 〈건강 한의사〉라는 생방송 프로그램에 첫 출연하는 날이기도 했다. 정신없이 방송국에 도착해서 내가 무슨 말을 하는지도 모르게 방송을 마쳤다.

    그렇게 1월을 시작했는데, 바로 코로나가 시작되었다. 2월부터는 코로나 확진자가 속출하면서 자가격리를 하였고, 코로나 확진자의 동선에 있는 병원들은 휴업을 해야만 했다. 길거리에는 개미 한 마리 얼씬하지 않았다. 당연히 엄지한의원에도 환자가 오지 않았다. 직원 3명과 나까지 총 4명이 근무를 하는데, 환자가 4명도 안 오는 날이 부지기수였다.

손놓고 있을 수만은 없었다. 나는 직원 교육을 철저히 하였고, 직원들과 환자들에게 나누어줄 티칭 자료를 만들었다. 예를 들면 '경추가 아픈 사람은 어떤 베개를 써야 하고, 어떤 운동법이 도움이 될까요?', '운전을 오래 한 후 허리 운동법', '배탈이 나서 손을 딸 때 올바른 혈자리 찾기' 등과 같은 자료들이었다. 내원하는 환자의 증상에 맞게 일상에서 관리할 수 있도록 자료를 핸드폰으로 전송해드렸다.

코로나임에도 불구하고 3개월 만에 환자가 늘어 진료 원장님 한 분을 초빙할 수 있었고, 개원 6개월 만에 한의원 경영은 안정을 찾았다.

2021년 한의사 협회에서 '코로나19 한의진료 접수센터'를 개설하였다. '코로나19 한의진료 접수센터'는 코로나 환자에게 최소한의 진료비만을 받으며 한의사가 환자와 전화 및 화상으로 진료하도록 연결해주는 시스템이었다.

2010년대에 중국을 방문했던 한의대 교수님들께 땅이 넓은 중국에서는 의사들이 마치 전화 교환원처럼, 헤드셋을 끼고 비대면 진료를 하는 모습이 신기했다는 말씀을 들은 적이 있다. 실제로 중국은 정부 차원에서 코로나19 환자에게 한약을 함께 투여하도록 임상 진료지침을 발표했고, 홍콩에서는 한양방 협진의 코로나19 치료 성과를 임상 케이스로 발표하기도 했다.

엄지 원장 또한 한의사 협회의 코로나19 진료에 동참하였고, 그때의 경험이 현재 비대면 진료 시스템을 갖추는데 큰 도움이 되었다. 울산, 광주, 제주도 전국은 물론이고, 미국의 얼바인, 두바이, 태국, 말레이시아 같은 동남아, 중국의 각 도시들, 도쿄, 오사카, 호주 멜버른 등 해외 각지의 환자들에게도 비대면 진료로 한약을 보내주고, 상담 또한 가능하게 되었다.

코로나는 전파 속도가 빠르고, 감염 경로가 다양하고, 무증상 감염도 많았다. 공공 방역 조치로 사회적 거리두기, 재택 근무, 학교 폐쇄 등이 장기화되었고 그로 인해 삶의 패턴이 변화되었다.

그 변화의 중심에는 '코로나 비만'이 있었다.

'한국건강증진개발원'에서 발표한 '코로나19 비만 관련 건강 행태 변화 조사' 결과에 따르면, 가장 큰 변화를 묻는 질문에 체중 증가가 1순위(22.6%)로 꼽혔다. 실제로 국민 10명 중 4명(42.0%)은 평균적으로 3.5kg 증가했다고 응답했다. 코로나는 단순히 호흡기 증상뿐 아니라, 우리의 일상을 변화시키며 '확찐자'라는 유행어까지

낮았다.

활동량 감소(52.1%), 운동 감소(34.3%), 식이 변화(13.6%)가 체중 증가의 이유였다. 결국 코로나로 인해 활동 반경이 감소하고, 외부 활동을 피한 것이 주요 이유였던 셈이다.

코로나가 신체활동과 비만에 미친 영향을 보여준 연구에 의하면, 등교 제한 정책이 시행된 기간은 평소에 비해 청소년들의 몸무게가 약 4kg 정도 증가하였다.(Kim, Bongkyun. 2023. A Study on the Effect of COVID-19 Pandemic on Adolescent Obesity: Focusing on Difference by Non-metropolitan Area and Gender)

2023년 5월 코로나 종식이 선언되었으나, 그 여파는 일상 속에 여전히 자리 잡고 있다. 특히 인류의 전례 없는 팬데믹을 직접 경험한 사람들의 인식과 가치관은 새로운 트렌드를 만들었다. 그중에서도 건강의 중요성과 일과 삶의 균형에 대한 재정립이 두드러졌다.

재택근무와 유연 근무제 덕분에 개인 시간이 많아진 반면, 일과 일상의 경계가 흐려져 번아웃을 겪기도 하였다. 그러나 여행, 모임, 취미활동 등 일상의 제한은 오히려 사람들로 하여금 개인 여가와 가정의 중요성을 다시 되돌아보게 하였고, 건강과 웰빙을 추구하는 삶의 방식에 더욱 주목하게 하였다.

코로나19는 특히 식생활에 큰 변화를 가져왔다.

한국건강증진개발원이 발표한 '코로나19 비만 관련 건강행태 변화 조사'에 따르면 코로나 전후로 배달(26.9%→54.3%)과 포장 외식 (5.4%→26.8%)이 급증하였다. 외출이 어려워지며 가정 내 식사 빈도 가 증가하였지만, 간편식 제품에 대한 의존도 역시 높아졌다. 이러 한 변화는 배달 플랫폼과 간편식 시장의 폭발적인 성장으로 이어졌 고, 식문화의 한 가지 옵션이 되었다.

게다가 '코로나 블루'라 불리는 심리적 스트레스를 해소하기 위 해 고당, 고지방 음식에 대한 선호도가 높아졌다. 특히 '떡볶이'는 팬데믹 동안 위로가 되는 '컴포트 푸드(Comfort food)' 1위를 차지할 정도로 소비량이 많아졌다. 여기에 '혼술' 문화의 확산으로 알코올 소비까지 늘었다. 이러한 식문화의 변화는 활동량 감소와 맞물려 체중 증가의 주요 원인으로 꼽힌다.

코로나 팬데믹은 종료되었다. 그럼에도 식문화와 생활 변화는 이 미 새로운 일상으로 자리 잡았다. 배달 음식으로 체중이 증가했지 만, 배달 플랫폼 어플리케이션을 삭제하지 못하고 다이어트 보조 제까지 배달시키는 역설적 상황이 펼쳐졌다. 냉장고는 여전히 간 편식으로 채워졌다.

이러한 환경 속에서 과연 비만을 다스릴 수 있을까?

시대가 변해도 진리는 변하지 않는다는 말처럼, 다이어트의 본질 은 변하지 않았다. 오히려 시대가 변한 만큼, 이를 활용하여 다이어 트를 더 효과적으로 실천할 수 있는 방법도 생겼다.

예를 들어, 안 되는 것 빼고 다 배달되는 배달 플랫폼에서는 샐러드나 과일 박스 등 챙기기 힘든 음식을 손쉽게 구할 수 있다. 또한 냉장고에 있는 간편식 제품에 건강한 재료를 조합해 스스로 요리하는 방식도 시도해볼 수 있다. 특히 온라인 마켓을 통해 산지에서 배달되는 신선한 식재료를 받아보기가 더 손쉬워졌다.

변화된 식문화를 다시 원점으로 돌리기는 어렵다. 배달 음식의 편리함을 저버릴 수 없고, 간편식의 효율성도 무시할 수 없다. 그러나 달라진 환경 가운데서도 건강함을 유지하기 위한 적절한 변형은 가능하다. 코로나로 변화된 환경에서 비만을 다스리는 자기만의 식문화를 만들어가야 한다.

비대면 소통이 익숙해진 요즘, 헬스, 필라테스 등 운동도 비대면으로 할 수 있다. 유튜브를 통해, 혹은 유료 사이트에서 일명 '홈트' 하는 사람들이 늘어났다. 운동 방법만 안내하는 경우도 있지만 회원으로 가입해 꾸준히 관리까지 해주는 경우도 있다. 직접 헬스장에 가는 것보다 시간도 비용도 절약된다. 이 또한 코로나가 가져다준 변화이다. 운동을 하러 나가는 것 자체가 귀찮아서 혹은 시간이 부족해서 운동을 포기하는 경우가 많다. 이런 사람들에게는 '홈트' 프로그램의 진화가 오히려 반가울 수 있다. 코로나 이후 변화된 운동 환경을 적극 활용하면 비만을 다스릴 수 있다.

스마트폰을 이용한 '디지털 헬스케어(Digital Healthcare)' 서비스도

출시되었다. 체중이나 혈압, 맥박 등 기본 건강 데이터를 손쉽게 기록할 수 있고, 비대면으로 전문가와 상담을 받는 서비스로도 확장되었다. 비대면 문화로 외출과 활동량은 줄었지만, 비대면 문화에서 활용할 수 있는 건강 관리 시스템을 잘 활용하면 된다.

한편, 코로나 시대를 지나며 사람들이 주목하는 단어가 있으니 바로 '면역력'이다.

사람들은 똑같은 바이러스에 노출되어도 모두가 감염되는 것은 아니라는 것을 경험하였다. 증상 역시 개인에 따라 정도가 달랐다. 또한 피로, 두통, 주의력 저하, 기침 등 후유증을 호소하는 사람이 늘어났다. 그 차이는 무엇일까? 이는 개인마다 면역 체계의 차이가 있기 때문이다. 이에 자연스럽게 건강한 면역 체계를 유지하는 것에 대한 관심이 높아졌다. 면역력을 기르기 위해 건강한 식단과 운동은 물론, 여가 활동을 통해 스트레스를 관리하고자 하는 움직임이 많아졌다.

팬데믹의 고통과 혼돈의 시간을 겪으며 얻은 교훈이 있다. 바로 개인 여가와 가정에 집중하기 위해 건강 관리가 반드시 필요하다는 점이다. 이는 단기적인 목표가 아니라 삶 속에서 지속가능하도록 실천하는 것을 목표로 삼아야 한다. 그 첫발이 변화된 체중을 관리하는 것이다.

엄지 원장의 슬림 처방전 10 ♥

살 빠지는 혈자리, 삼음교혈

삼음교혈은 다리 발목 쪽에 위치해 있습니다. 종아리 안쪽의 복사뼈에 손가락 세 마디 정도 있는 곳이 삼음교혈의 위치입니다.

삼음교혈의 효능은 여러가지가 있습니다.

1) 여성 건강

삼음교혈을 자극하면 여성호르몬이 분비되기 때문에 부인과 질환을 치료할 수 있습니다. 생리불순, 생리통 심할 때, 혹은 임신이나 출산 후에 삼음교혈을 자극하면 통증이 완화될 수 있습니다.

2) 남성 건강

남성의 소변 배출을 돕고 전립선 건강에도 효과적입니다.

3) 소화기능 개선

소화기능이 좋지 않아 체하거나 설사를 하는 사람에게도 삼음교혈 자극이 좋습니다.

4) 불면증 개선

전신의 피로감을 풀어주고 불면증 개선에 도움을 받을 수 있으며, 체내의 독소 개선에도 효과적입니다.

5) 혈액순환 개선

삼음교혈을 자극하면 혈액순환을 돕기 때문에 수족냉증을 예방할 수 있습니다. 또한, 여성호르몬은 LDL 콜레스테롤을 배출하고, HDL 콜레스테롤을 합성하는 기능을 돕기 때문에 혈행개선에도 효과적입니다.

나이들수록 다이어트가 필요하다

당뇨병 진단을 받고 엄지한의원을 찾던 때가 생각나네요.

당시 저는 자력으로 다이어트를 할 수 없는 건강 상태였어요.

식욕 조절, 수면, 컨디션, 우울감 등등 좋은 게 하나도 없던 몸이었죠.

상담 받고 한약 먹고, 선생님의 처방대로 생활 습관을 고쳐나갔어요.

첫날 몸무게 76킬로그램이었는데, 오늘 61.5킬로그램까지 내려왔어요.

혈액 검사에서도 정상 결과치를 받고, 혼자 울었어요.

선생님, 감사합니다.

정말 저를 살려주셨어요.

노OO 님(42세)이 보낸 카톡 내용이다.

당장 격려와 응원의 답글을 보내야 마땅한데 복차오르는 감정에
한동안 어쩌지 못했다. 환자의 건강을 지키고 삶의 질을 높이는 게
의사의 본분이지만 가끔 매너리즘의 함정에 빠진다. 그럴 때마다
노OO 님과 같은 사례로 다시 힘을 얻곤 한다.

'스트레스는 만병의 근원이고, 다이어트는 만병의 치료이다.'

환자들에게 자주 하는 말이다. 단순히 환자를 격려하기 위해서가 아니다. 숱한 환자를 진료하며 실감한 사실이다.

다이어트에 성공한 후 삶의 변화는 그야말로 놀랍다. 몸의 변화뿐만 아니라 정신적 만족감을 불러오고, 나아가 생활 전반에 긍정적인 영향을 미친다.

간혹 다이어트는 젊은이들이나 하는 거라고 말하는 사람들이 있다. 전혀 동의할 수 없다. 나이가 들수록 다이어트의 중요성은 더욱 커진다는 사실을 모르고 하는 소리다. 오히려 다이어트는 60대 이후 건강 관리를 위해 필수적인 관리 방법이다. 역류성 식도염, 갱년기, 고혈압, 고지혈증 등의 질환을 앓고 있던 50~60대 층이 다이어트 성공으로 건강 상태가 현저히 개선된 사례들이 무수히 많다. 70대 노년층 역시 다이어트 과정을 통해 건강한 삶을 유지하고 있다.

이처럼 다이어트는 젊은이의 전유물도, 단순히 체중을 줄이는 것도 아니다. 연령과 무관하게 우리의 몸과 함께 삶 전반을 치유하는 과정이다. 다이어트에 기반한 올바른 생활 습관의 개선으로 건강과 삶의 변화를 되찾을 수 있다.

다이어트를 통해 체중과 체지방률이 줄면 어떠한 영향을 미치는가?

혈압, 혈당, 콜레스테롤 수치와 같은 여러 건강 지표들이 개선된다. 이는 만성 질환의 위험을 낮추는 데 큰 도움이 된다. 실제로 많은 사람들이 다이어트를 시작하며 경험하는 것이 바로 이러한 건강 지표의 변화이다. 체중 감량을 통해 혈압이 낮아지고, 혈당 수치가 안정되며, 콜레스테롤 수치가 개선됨으로써 심혈관 질환의 위험도 낮아진다.

　이러한 긍정적인 변화는 단순히 수치에 그치지 않는다. 일상생활에서 실제로 느껴지는 활력과 에너지의 증대로 불러온다. 체중이 줄어들면서 신체적인 가벼움을 느끼게 되고, 이는 일상에서의 활동성 증가로 이어진다. 예컨대 계단을 오를 때의 숨가쁨이 줄어든다. 오래 앉아 일에 집중해도 덜 피로하다. 이러한 변화로 일상생활의 질을 크게 향상시킨다.

　또한 다이어트를 통해 얻은 건강한 생활 습관은 가족과 친구들에게도 긍정적인 영향을 미친다. 더불어 함께 건강한 삶을 추구하게 만드는 힘을 가진다. 이처럼 다이어트는 나 자신뿐만 아니라 주변 사람들의 삶에도 선한 영향을 끼친다.

　앞서 카톡을 보내온 노OO 님은 살이 찌면서 우울감에 시달렸고 피로감 역시 심했다. 스스로 제어하기 힘든 식욕 때문에 자다가 일어나서 갑자기 과자, 라면 등을 먹기도 했다. 피로감에 아침 기상도 힘들었고 늘 온 몸 여기저기 통증이 심해 취업은 물론 집안일을 하기도 힘든 상황에 이르렀다.

"제가 과연 성공할 수 있을까요?"

노OO 님은 걱정하는 마음으로 다이어트를 시작하였다. 그러나 생활 습관을 개선하며 정해준 계획에 맞춰 잘 따라온 결과, 5개월 동안 15kg 가량 감량했다.

숫자의 변화보다 삶의 변화가 더 컸다. 온 몸을 괴롭혔던 통증이 사라졌다. 당뇨 전 단계의 혈당과, 고혈압 약을 먹어야 하나 걱정했던 혈압도 낮아졌다. 수면유도제 없이는 잠을 잘 수 없었던 불면증도 해결되었고, 우울증 약도 더 이상 복용하지 않게 되었다. 기상시에도 개운하게 일어났다. 몸이 가벼워지니 집안일도 거뜬히 해냈고, 그리고도 에너지가 남아서 그동안 엄두도 내지 못했던 새로운 일자리도 알아보게 되었다.

가끔 다이어트를 시작하기 전, 주저하며 불안해 하는 이들이 있다. 여러 방법으로 다이어트를 시도했다가 실패했거나, 성공했으나 요요가 왔던 경험 탓이다.

부정적인 결과를 예상하고 두려워할 때, 실제로 부정적인 결과를 빚을 가능성을 높다. 부정적인 생각이 마음가짐과 행동에 영향을 미치기 때문이다.

실패할 것을 걱정하고 스스로를 의심하면, 무의식적으로 다이어트에 소극적인 태도를 취한다. 나아가 지레 포기하는 경우도 생긴다.

반면 '다이어트는 쉽다', '나는 해낼 수 있다'와 같은 긍정적인 생각은 성공으로 이끄는 강력한 원동력이 된다.

생각의 힘은 매우 강력하다. 자신을 믿고 긍정적으로 다가갈 때, 우리는 더 나은 결과를 이끌어낼 수 있다.

다이어트는 단순히 체중을 줄이는 것이 아니다. 자기 자신과 싸우기도 하고 달래기도 하며 내 인생을 바꿔가는 과정이다. 부정적인 생각을 떨쳐내고, 스스로를 믿는 마음을 키우는 것이 다이어트 성공의 첫걸음이다. 이를 위해 자신이 세운 작은 목표들을 달성하면서 긍정적인 자기 강화의 기회를 만드는 것이 중요하다.

이와 관련된 개념 중 하나로 '자신감의 뫼비우스 띠'를 들 수 있다. 무너진 자신감은 계속 더 깊은 부정적인 결과로 이어진다. 하지만 긍정적인 생각으로 높아진 자신감은 더 높은 자신감과 성취를 불러온다. 자신을 믿고 긍정적인 변화를 만들어가는 과정은 마치 끝없이 이어지는 뫼비우스 띠처럼 긍정의 연쇄 반응을 일으킨다.

따라서 다이어트에 성공하기 위해서는 우선 자신에 대한 믿음과 자신감을 회복하는 것이 중요하다. 이 과정에서 스스로에게 긍정적인 피드백을 주는 것이 매우 효과적이다. 작은 성취에도 스스로를 칭찬하고, 목표를 달성했을 때 그 성취감을 충분히 느끼는 것이 자신감을 높이는 방법이다.

'다이어트는 단순한 체중 감량을 넘어 상담 치료의 한 분야로 볼 수 있다.'

엄지 원장이 진료 과정을 통해 확신한 바이다.

사람들은 각기 다른 이유로 체중이 증가한다. 거기에 맞는 각자의 방식으로 생활을 개선해야 한다. 따라서 전문적인 상담과 지도가 다이어트 과정에서 중요한 역할을 한다. 자신의 생활 패턴과 식습관을 돌아보고, 필요한 부분을 조정해 나가는 과정에서 상담은 큰 도움이 된다.

다른 보조적인 수단이 다이어트의 난이도를 낮춰줄 수는 있다. 그러나 결국에는 환자들과 상담을 통해 삶의 방식을 개선시키는 것이 가장 중요하다. 이를 위해 전문가의 도움을 받을 때 체계적인 접근을 가능하게 하며, 성공적인 결과를 만들어 낼 수 있다.

엄지 원장의 슬림 처방전 11

다이어트에 좋은 음식

■비타민B12가 풍부한 음식

· 김(조미X)

· 표고버섯(하루에 약 50g 섭취)

· 유제품(저지방 우유, 저지방 요구르트, 치즈)

· 내장류 고기의 간과 신장(특히 양고기)

· 조개(20개를 먹으면 일일 권장량의 7000%)

· 참치(피부 바로 아래 근육층에 고농축 비타민 함유)

■비타민D가 풍부한 음식

· 양송이버섯(인공적으로 말린 버섯이 아닌 햇볕에서 잘 마른 것)

· 고등어(100g만 먹어도 하루 권장량의 90%)

· 붉은 연어(100g만 먹어도 하루 권장량의 90%)

· 정어리(작은 통조림 하나에 하루 권장량의 70%)

· 대구 간

■아연이 풍부한 음식

· 견과류(100g당 4mg 함유)

· 효모가 들어간 통곡 빵과 납작귀리, 호박씨, 맥주 효모 등

· 카카오(100g 당 10mg 함유: 하루 권장량의 100%)

엄지 원장의 지속가능 다이어트

2장

워밍업 1개월

다이어트 초기
지켜야 할 것들이 있다

다이어트 초기, 함부로 운동 하지 마라

'운동은 건강을 지키는 방법이다.'

이 말은 지킬 건강, 즉 근육이 있을 때 통하는 이야기다. 건강하지 않은 상태에서의 무리한 운동은 노동일 뿐이다. 가령 근육량이 부족한 40대 여성의 경우는 운동 후 오히려 근섬유 파괴로 인한 근피로감만 증가한다.

2023년 'Nature'라고 하는 유명 과학잡지에 'Does physical activity cause weight loss?'라는 비만 관련 논문이 실렸다. 신체활동의 증가가 체중 감량의 원인이 될 수 있는지에 대한 연구보고서인데, 의과학자들 사이에서 아직도 논란 중이다.

그럼에도 불구하고 수많은 다이어터들이 운동이 살(지방)을 빼는 데 필수 요소라고 맹신한다. 가령 트레드밀에서 런닝을 할 때, 10의 속도로 10km를 40분간 뛰었다고 하자. 트레드밀 기계에 500kcal가 소모되었다고 표시된다. 이 기계는 내가 남자인지, 여자인지, 몇 킬로그램인지, 나이 대비 근육량이 얼마인지를 모른다. 그저 입력된 값을 표기했을 뿐이다.

운동을 한 사람은 500kcal를 태웠으니 그만큼의 살이 빠질 것이라고 생각한다. 땀을 많이 흘린 만큼 지방을 태웠다고 여긴다. 과연 그럴까?

운동이 혈관을 수축하고 심폐기능을 올리며 건강 효과를 내는 것은 맞겠지만, 이 운동의 과정이 지방을 줄였다는 의학적 근거는 없다. 또한 사람의 몸은 기계가 아니다. 500kcal의 에너지를 소비했다고 그 상태가 그대로 유지되는 것이 아니다. 몸은 보상작용으로 소모한 500kcal 이상의 에너지를 요구한다. 그래서 운동을 하면 24시간 내에 식욕이 오르는 것을 경험하게 되는 것이다. 이렇게 음식 섭취량을 늘리고 식욕이 늘게 되면 오히려 살이 찌게 된다.

운동은 무조건 좋은가?

다이어트를 하려면 반드시 운동을 병행해야 하는가?

이 물음에 대한 답은, '아니오'이다. 운동은 함부로 하지 말아야 한다. 그 이유를 자세하게 설명하면 다음과 같다.

첫째, 운동으로 생기는 뜻밖의 부작용이 있다. 특히 식욕 증가를 꼽을 수 있다.

운동은 체내 에너지를 소모하는 좋은 방법이다. 하지만 우리 몸은 소모된 에너지를 회복하기 위해 더 많은 음식을 섭취하려는 욕구가 생긴다. 이는 알지 못하게 작용하기 때문에, 자신도 모르게 더 많은 음식을 섭취하게 된다. 식욕 증가 호르몬인 그렐린은 고강도 운동 후 더 많은 양이 분비된다. 또한 운동을 하면서 낮아진 혈당(Glucose)을 회복하려는 항상성으로 인슐린 감수성은 증가하여 음식 섭취로 혈당을 높이려는 기전이 만들어진다.

이외에 운동은 '엔도카나비노이드 시스템(Endocannabinoid system, ECS)'을 활성화 시킨다. ECS는 여러 신체 기능을 조절하는 시스템으로 식욕, 통증, 면역 반응, 기분조절 등의 역할을 한다. ECS의 활성은 때로 '러너스 하이(Runner's high)'와 같이 운동 후 기분을 개선시키고 스트레스를 감소하여 음식에 대한 충동을 낮춘다. 하지만 이 시스템이 뇌에서 식욕을 조절하는 CB1 수용체를 활성화시키면 오히려 음식 섭취에 대한 욕구를 강화시킨다. 이 두 가지 상반된 현상은 개인에 따라 다르게 나타날 수 있다.

다이어트 초반에는 불필요한 식욕 증가를 다스리는 것이 어려우므로, 운동을 시작하지 않는 것이 좋다. 게다가 맞춤한약을 복용한다면 충분히 식욕을 조절할 수 있다. 굳이 운동이라는 불필요한 자극을 만들지 않아도 된다.

둘째, 운동 자체가 그다지 효율적인 다이어트 방법이 아니기 때문이다.

다이어트에 운동이 필수라는 생각은 잘못된 통념이다. 이는 단순히 에너지 소비를 늘리면 체중이 빠질 것이라는 칼로리 계산에서 비롯된 생각이다. 가령 우리가 음식을 먹지 않고 계속 달리기를 한다면 그에 맞춰 체내 지방과 근육이 계속적으로 소모될까? 그렇지 않다. 오히려 우리 몸은 운동에 적응하여 에너지 소모를 줄이는 메커니즘을 발동시킨다.

■하루 총 에너지 소비량
기초 대사량(60~70%)+소화 대사량(5~10%)+활동 대사량(20~30%)
+운동 대사량(여기에 추가되는 운동 대사)

기초 대사량은 생명을 유지하는데 필요한 최소한의 에너지이다. 주로 골격근량에 따라 결정되는데 체중과 키가 클수록, 나이가 젊을수록 높다

소화 대사량은 식이성 열 발생이라고도 한다. 음식의 소화와 열 생산에 소모되는 에너지이다. 참고로 탄수화물과 지방은 섭취 칼로리의 5~10%를 소화시키는데 쓰인다. 반면, 단백질은 25% 가량을 소모한다. 단백질 위주의 식단이 소화 대사량을 높일 수 있어 다이어트에 효과적이라는 말이다.

활동 대사량은 활동할 때 필요한 에너지이다. 중형차가 소형차보다 기름 소모가 큰 것처럼, 근육이 많으면 활동 대사량도 커진다.

인간의 몸은 기계가 아니라 여러 생리적 대사적 기전들이 작용하는 복잡한 유기체이다. 운동으로 에너지를 소비하면 살이 빠진다는

단순한 계산으로 작동하지 않는다는 것을 기억해야 한다.

즉, 운동을 해도 소모되는 칼로리가 늘지 않는다. 게다가 운동을 하여 없던 에너지를 사용하게 되면, 일종의 에너지 절약 메커니즘이 발동하여, 운동을 하지 않는 시간 동안 활동 대사량을 줄이려고 한다. 운동 하고 와서 피곤하니 더 눕고 싶어지는 경우이다.

셋째, 과체중 상태에서 운동을 하면 부상 위험이 증가한다.

다이어트와 운동, 그 둘의 관계를 생각할 때마다 한 환자의 모습이 어른거린다. '다이어트 시작 단계, 운동하지 마세요'라고 말했던 엄지한의원의 유튜브를 보고 내원하신 분이었다.

김OO 님은 30대에 극심한 우울증을 겪었다. 과식 폭식의 결과로 고도 비만이 되었다. 어느 날 문득, 이렇게 살면 안 되겠다 싶어서 등산을 하기 시작했다. 얼마나 열심히 등산을 했던지 20kg 감량에 성공했다. 그러나 퇴행성 관절염이 따라왔다. 40대 초반에 무릎인공 관절 수술을 하게 된 것이다. 수술 후유증으로 더 이상 등산을 할 수 없었다. 게다가 진통제와 스테로이드제를 장기간 복용하면서 부종과 체중 증가가 심했다. 더욱 안타까운 점은 일상생활에서의 움직임조차 어려워졌다는 것이다.

섣부른 운동은 이렇게 몸을 망가뜨린다.

운동은 반복적인 체중 부하로 관절의 손상을 유발할 수 있다. 체중이 1kg 늘면 관절에는 1kg의 부담이 아니라 3~5kg의 부담이 가해진다. 과체중인 경우, 척추가 받는 체중 부하는 과체중 kg의 2배, 무릎이나 발목의 관절이 받는 체중 부하는 3배에 이른다.

임산부의 모습처럼 배가 나오면 저절로 허리의 곡선이 과도하게 굽는다. 이러한 요추 불균형이 지속되면 척추 사이 공간이 좁아지거나 퇴행성 변화가 일찍 찾아온다. 또한 복부의 힘은 약해지고 허리와 골반의 근육은 늘 긴장된 상태로 있게 된다. 여기서 운동을 하게 되면 이런 상황이 더욱 악화되면서 가벼운 허리 근육통에서 척추 전방전위증, 디스크, 협착증 등의 문제까지 광범위하게 위험이 유발될 수 있다.

무릎 관절도 마찬가지다. 과도한 체중과 밸런스가 깨진 체형으로 운동 부하가 걸리면, 무릎 연골연화증, 무릎 관절염 등이 가속화된다.

발목 관절은 바닥에서 신체를 지지하기 때문에 가장 손상을 많이 받는다. 특히 비만 체중인 경우 발목 관절 움직임이 저하되고 발목의 안과 바깥의 안정성이 떨어진다. 발목 근력이 약해지고, 발바닥에 가해지는 압력이 높아져 족저근막염의 위험성도 높아진다.

물론 운동의 이점에 대해서는 부정할 수 없다. 인슐린 저항성을 개선하고, 심폐 기능을 향상시켜 심혈관 질환을 예방한다. 또한 적절한 운동은 체중 감소에 도움이 될 수 있다.

단, 다이어트를 시작하는 시점에서 하는 운동은 잃는 것들이 더 많다. 운동으로 식욕이 더 왕성해질 수 있고, 사고의 위험도 높기 때문이다. 따라서 다이어트 초기에는 함부로 운동하지 말라고 권하는 것이다.

운동을 하지 말라는 것이 신체의 움직임을 줄이라는 의미는 절대 아니다. 운동을 일부러 챙기지 않아도 걷기와 집안일 등 일상생활 속 움직임은 많이 하려고 노력해야 한다. 이것이 식욕이 눈치채지 못하게 효율적으로 칼로리 소모를 높일 수 있는 방법이다. 예컨대 한 정거장 일찍 내려 걷기, 대중교통 안에서 서서 가기, 집안일 부지런히 하기 등 생활 속 작은 움직임으로 충분하다.

엄지 원장의 슬림 처방전 12

진짜 땀 vs. 가짜 땀

많은 분들이 무작정 땀만 많이 흘리면 다이어트에 도움이 될 것이라고 생각합니다. 사우나를 가서 땀을 빼기도 하고, 두꺼운 땀복을 입고 땀을 흘리고, 매운 음식을 먹으며 땀을 흘립니다.

모두 오해입니다!

운동 없이 땀만 많이 흘린다면, 일시적으로는 체중이 줄어들 수 있지만 땀을 통해 수분이 빠져나간 것입니다. 살이 빠진 것처럼 보일 뿐이지 체내 지방이 연소된 결과는 아닙니다.

사실 땀은 체온조절의 기능을 하는 것입니다. 몸에 체온이 상승하면 체온을 낮추기 위해 땀이 배출되고, 땀이 증발될 때 물, 소금, 칼륨, 질소 함유물, 젖산 등의 노폐물이 배출되는 것입니다. 따라서 능동적으로 몸을 움직이며 흘리는 땀만이 다이어트에 효과가 있습니다.

■운동할 때, '땀복'은 다이어트 효과 있나요?

전혀 아닙니다. 땀복은 그저 빠르게 열을 내기 위한 용도입니다. 일시적인 체중 감량을 가져오기도 하지만 체지방을 빼는 게 아니라 수분만 빠지는 것입니다.

땀복을 입고 운동을 하면 부작용이 더 많습니다. 땀의 구성요소 중 1%를 차지하는 전해질 균형이 떨어지면서 부정맥, 불면증, 우울증, 신장 문제가 발생하게 됩니다.

엄지 원장의 슬림 처방전 13

상체 비만 탈출하는 원칙 3가지

1. 아침식사 챙기기

아침식사를 거르면 에너지 섭취량이 감소하고, 그 결과 오히려 식사량이 증가하고 과식을 유발하는데요. 규칙적으로 아침을 먹으면서 식욕을 조절하고 대사를 활성화시켜야 합니다.

2. 스트레스 최대한 받지 않기

스트레스를 받으면 스트레스 호르몬인 코르티솔의 수치가 올라가고, 혈당 수치를 정상으로 되돌리기 위해 인슐린 분비를 촉진합니다. 이때 식욕이 올라가요. 코르티솔 호르몬은 신진대사를 늦추는 원인이 되기도 합니다. 또한 스트레스는 '감정적 식사'를 유도하는데요. 폭식&과식을 하게 되므로 스트레스 관리는 필수입니다.

3. 운동이 아니라 스트레칭 먼저

평소 운동을 하시는 분들이 아니라면 운동이 아니라 스트레칭을 먼저 해주셔야 합니다.

특히 팔뚝살은 운동으로 잘 빠지지 않는 '운동 저항성 지방'이기 때문에 먼저 스트레칭과 간단한 운동으로 승모근&극하근, 이 두 개의 근육을 먼저 잡아주어야 합니다.

다이어트 식단보다 식사 패턴이 중요하다

닭가슴살, 고구마, 샐러드……

다이어트 식단 하면 떠오르는 음식들이다. 내가 먹고 싶은 음식과는 거리가 멀다. 세상의 맛있는 음식들은 어쩜 이리도 한결같이 살찌는 메뉴들인지 안타깝기만 하다.

사람들은 대부분 다이어트에 성공하려면 마늘과 쑥만 먹은 곰처럼 참고 인내해야 한다고 생각한다. 먹고 싶은 것을 다 끊고 참아야 한다고 생각한다. 그래서 다이어트는 힘들고 어려운 것이라는 선입견을 가지고 있다.

과연 다이어트에 성공하려면 먹고 싶은 모든 음식을 참아야 하는 걸까?

연구 결과에 따르면, 저열량식이 단기적인 체중 감량을 가져올지는 몰라도, 장기적으로는 에너지 대사를 떨어뜨려 오히려 살이 찌는 몸이 될 수 있는 것으로 나타난다. 또한 강제적으로 억눌러 놓은 식욕은 어느 순간 폭발적으로 튀어오를 가능성이 아주 높다. 폭식하는 식습관이 만들어질 수 있고, 참지 못하고 먹어버렸다는 죄책감을 불러일으킨다. 이로 인해 '음식은 곧 살 찌는 것'이라는 음식에 대한 부정적 개념을 가지게 된다. 결국 다이어트에 실패할 확률이 더 높아지는 셈이다.

이렇게 먹고 싶은 음식을 완벽하게 제한하는 다이어트는 성공하기 힘들다. 체중 감량에 성공했다고 하더라도 요요가 올 가능성이 높다. 뇌가 빠진 체중을 진짜 나의 체중으로 인식하려면 최소 3개월이라는 시간이 걸린다. 이를 세트 포인트(Set point)라고 하는데 뇌가 기억하는 체중 조절점을 말한다. 다이어트 기간만큼이나 유지 기간이 필수인 셈이다.

다이어트에 성공하려면 일단 심리적 보상이 필요하다. 지나친 금기보다는 자신에게 작은 보상을 허용하는 것이 좋다. 작은 보상은 긍정적인 감정을 유발하고, 다이어트를 지속할 수 있는 동기를 부여한다. 원하는 음식을 적당히 섭취하는 것이 다이어트 스트레스로부터 해방감을 준다. 다이어트 식단에 갇히지 않는다면, 최소 3개월 이상이 필요한 다이어트 장기전을 치룰 수 있는 힘을 얻을 수 있다.

사실 음식의 종류를 바꾸는 것보다 더 중요한 것은 식사 시간을 규칙적으로 관리하는 것이다. 끼니와 끼니 사이에 4~5시간의 간격을 둔다. 배부름과 배고픔의 경계를 4~5시간 간격으로 명확히 만드는 것이다. 이러한 4~5시간의 간격은 소화와 대사 과정을 돕고, 효율적인 체중 감소를 이루게 한다.

또한 4~5시간의 식사 패턴은 인슐린 저항성을 감소시킬 수 있다. 연구에 따르면, 불규칙한 식사 시간 또는 조금씩 자주 먹는 식습관은 인슐린의 비정상적인 분비를 초래하여 인슐린 저항성을 유발시키는 것으로 보고되고 있다.

반면, 규칙적인 식사는 인슐린이 원활히 작동할 수 있도록 도와준다. 이는 결국 혈당 조절을 개선하고 대사를 증진시킨다. 이때 식사와 식사 사이에는 반드시 물만 섭취하는 공복 시간을 만들어줘야 규칙적인 식사의 효율이 높아진다.

다이어트를 하면서 식습관에 변화를 주는 것은 자연스러운 과정이다. 처음에는 큰 변화 없이 시작하되, 점진적으로 식단을 건강한 방향으로 바꾸어나가는 자세가 필요하다. 예를 들어 탄산음료나 단당류가 많이 들어간 음료 대신 물이나 허브티를, 과자와 아이스크림 같은 간식 대신 견과류를 선택하는 등의 작은 습관의 변화가 큰 결과를 가져올 수 있다.

'엄지'의 슬로건은 '엄청난 변화는 지금부터'이다. 엄청난 변화는 작은 변화에서 시작한다. 다이어트는 거창하고 힘든 과정이 아니다. 이런 작은 변화들을 실천하다 보면 체중이 감소하고 건강도 따라온다. 즐겁게 작은 변화들을 실천하다 보면 다이어트는 저절로 되고 전반적인 삶의 질 개선으로 이어지는 것이다.

성공적인 다이어트를 위해 엄격한 식단 제한에 매달릴 필요가 없다. 오히려 균형 잡힌 식사와 생활 습관 형성에 초점을 맞춰야 한다.

그렇다면 균형 잡힌 식사는 무엇인가?

많은 이들이 '탄수화물은 고구마, 단백질은 닭가슴살, 그리고 샐러드!'를 균형 잡힌 식사로 오해하고 있다. 앞에서도 말했듯 다이어트만을 위한 이런 식단은 결국 폭식과 요요를 부른다.

균형을 맞춘다는 것은, 한 끼 식사에 탄수화물, 단백질, 지방이 다 들어있는지를 신경 쓰면서 먹는 것이다. 좀 더 복잡한 수치로 설명하면 다음과 같다. 전체 칼로리를 기준으로 탄수화물은 40%~50%, 단백질은 30%~40%, 지방은 20%가 되도록 구성하면 되는 것이다.

다이어트 초반부터 이렇게 계산하며 먹는 것은 아무래도 힘들다. 힘들면 오래 지속될 수 없다. 그렇기에 초반에는 식사 시간을 규칙적으로 지키고, 식사 메뉴에 탄수화물과 단백질과 지방이 고루 들어있는지를 확인하는 정도면 된다.

사람마다 필요한 영양소의 구성은 다를 수 있으나, 어느 한 가지만을 섭취하거나 반대로 의도적으로 섭취하지 않으면 결국 몸에 문제를 일으킨다.

건강은 밸런스에서 시작된다. 균형 잡힌 식사에서 균형 잡힌 몸을 만들 수 있다. 필수 영양소는 단지 체중의 증가와 감소뿐만 아니라 인체에 다양한 작용을 한다. 그러므로 고루 먹어야 건강에 무리가 가지 않는, 지속 가능한 다이어트를 할 수 있다.

다이어트는 단순한 체중 감소를 넘어서, 더 건강하고 활기찬 삶을 위한 변화의 과정이다. 이 과정에서 식사 시간과 식습관의 점진적인 개선을 통해 요요 없는 효과적인 결과를 얻을 수 있다.

가장 중요한 것은 먼저 자신의 상황에 맞는 규칙적인 식사 시간을 정하는 것이고, 탄수화물, 단백질, 지방이 고루 포함되어 있는 식사인지를 점검하는 것이다.

엄지 원장의 슬림 처방전 14

다이어트 시작할 때 지켜야 할 것들

다이어트를 시작할 때는 운동부터 하는 게 아니라, 식욕 컨트롤부터 해야 합니다.

■ 적게 먹고 많이 움직이기

■ 규칙적으로 먹기

내 생활 패턴에 맞게 하루에 2~3끼를 꼭 드세요. 햄버거, 피자, 치킨, 빵, 떡볶이, 드셔도 됩니다. 우리는 다이어트 초보이니까요.

배가 많이 고프지 않다면 간단한 요기라도 해주세요. 그래야 다음 끼니에 폭식하지 않습니다.

정해진 시간이 아닌데 배고프다?

주스 한 잔도 드시면 안 됩니다. 공복 시간의 배고픔을 즐기세요. 물을 틈틈히 마셔주세요.

■ 거꾸로 식사하기

일반적으로 사람들은 밥과 국을 먹으며 나머지 3~4가지 반찬을 먹지만 이제는 식이섬유(김치, 채소), 단백질(고기류), 탄수화물(밥)의 순서로 먹어야 합니다.

거꾸로 식사를 하면 위벽에 식이섬유가 먼저 차기 때문에 혈당이 급격하게 상승하는 걸 막고, 빠른 포만감을 주어 체중 감량 효과를 볼 수 있습니다.

인슐린 저항성 극복하는 식사법
이것만은 꼭 지켜라

한때 손끝을 따서 채혈해야 했던 혈당 측정이 최근 CGM(연속혈당측정기) 덕분에 훨씬 편리해졌다. 피부에 부착하여 24시간 동안 혈당 수치를 연속으로 측정할 수 있으며, 스마트폰으로 실시간 확인이 가능하다.

이러한 기술 발전과 함께 유행하고 있는 '혈당 조절 다이어트'는 식사 후 자신의 혈당 변화를 분석하여 혈당을 덜 올리는 음식을 선별해 체중을 조절하려는 방식이다. 그러나 CGM은 4세 이상 당뇨 환자의 세포간질액에서 글루코오스 농도를 측정하는 것으로 허가받은 3등급 의료기기다. 허가받은 용도 이외에 다이어트를 위해 사용하는 것은 의료기기 남용이 될 수 있다.

대한비만학회에서는 "당뇨병이 없는 사람의 체중 감량을 위한 연속혈당측정기 사용은 적절하지 않다"면서 "검증되지 않은 CGM 관련 비만 관리 방법이 확산되는 상황에 깊은 우려를 표명한다"고 성명서를 내기도 했다.

식약처도 "비만 관리와 건강 개선은 종합적인 생활 습관 개선으로 달성할 수 있다. 균형 잡힌 영양 섭취, 규칙적인 신체 활동, 충분한 수면, 스트레스 관리는 건강과 적정한 체중 유지에 가장 중요하다. 이런 생활 습관 변화에 CGM이 반드시 필요하지는 않다"는 지적을 내놓았다.

CGM은 다이어트 중 혈당 관리에 도움이 된다. 그러나 당뇨 환자가 아닌 정상인의 경우는 음식을 섭취할 때마다 일일이 혈당을 신경쓰지 않아도 된다. 혈당이 정상인 '정상 내당능'의 사람들은 어느 정도의 당질을 섭취하더라도 문제없는 경우가 대부분이다.

CGM을 활용한 혈당 조절 다이어트는 비당뇨병 환자에게는 혈당 수치의 정상적인 변동을 과도하게 인식하게 한다. 이런 까닭에 불필요한 걱정과 잘못된 건강 판단을 유발할 수 있다. 또한 이러한 기기들의 정확도는 완벽하지 않다. 그러므로 혈당 수치가 오르내리는 것에 너무 민감하게 반응해 불안감을 조성할 위험도 있다. 실제로 건강한 사람이라면 식사 후 혈당이 일시적으로 상승하는 것은 자연스러운 현상이며, 이를 연속 혈당 측정기로 과하게 관리할 필요는 없다.

■혈당의 의미와 인슐린 대사
혈당이 도대체 뭐길래 다이어트에 중요할까?

음식을 먹으면 그 속에 포함된 탄수화물들이 분해되어 포도당 형태로 변한다. 이 포도당이 혈액으로 들어가는데 이것이 바로 혈당이다. 혈당은 우리 몸의 세포로 이동해 에너지원으로 쓰이는데, 마치 자동차의 연료 역할을 한다.

이 과정에서 '열쇠'와 같은 역할을 하는 것이 바로 인슐린이다. 인슐린은 췌장에서 분비되어 세포가 혈당을 받아들이도록 도와준다. 곧 세포는 인슐린의 도움을 받아 혈당을 에너지로 사용하게 되는 것이다. 이때 인슐린이 제대로 작동하지 않거나, 몸에서 혈당을 잘 받아들이지 못하면(즉, 인슐린 저항성이 생기면), 혈당이 세포에 흡수되지 못하고 혈액 속에 계속 남아 있게 된다.

결국, 인슐린 저항성이 생기면 혈당 수치가 높게 유지되는 '정체 현상'이 발생한다. 이는 체중 증가와 건강 문제를 일으킬 수 있다. 마치 도로에 차가 너무 많아 교통 체증이 생기는 것처럼, 혈당이 세포로 들어가지 못하고 혈액 속에 쌓여가는 상황인 것이다.

■ 공복 혈당과 당화혈색소

혈당 이야기할 때, 빼놓을 수 없는 것이 공복 혈당과 당화혈색소이다.

공복 혈당은 아침 식사 전에 측정하는 혈당 수치로, 단기적인 혈당 상태를 파악하는 데 유용하며, 인슐린 저항성 여부를 확인할 수 있는 중요한 지표다.

당화혈색소(HbA1c)는 지난 2~3개월 동안의 평균 혈당 수치를 반영하며 장기적인 혈당 조절 상태를 나타낸다. 당화혈색소(HbA1c) 수치가 높을 경우 당뇨병 위험이 커지므로 체중 관리와 건강한 생활 습관 유지를 위한 관리가 필요하다. 이런 경우, 위에서 말한 혈당 조절 다이어트가 필요할 수 있다.

공복 혈당과 당화혈색소가 정상 범위에 있는 사람도 인슐린 저항성이 생기는 것은 조심해야 한다. 인슐린 저항성은 혈당이 급격하게 상승하는 혈당 스파이크가 자주 생길수록, 복부 비만이 심할수록, 만성 스트레스일수록 잘 생긴다.

■ 혈당 스파이크를 예방하는 방법

첫째, 4~5시간 간격으로 식사한다.

규칙적인 식사 패턴은 혈당 수치가 불필요하게 급등하거나 급락하는 것을 방지한다. 간격이 너무 짧은 식사는 인슐린 분비를 지속적으로 자극해 인슐린 저항성의 위험을 높일 수 있다. 반면 너무 긴 간격은 혈당이 과도하게 낮아지거나 다음 식사 때 급격히 올라가는 현상을 초래할 수 있다. 개인의 생활 패턴에 맞추어 3~5시간 간격으로 식사를 유지하는 것이 혈당 조절에 가장 이상적이다.

둘째, 최소 20분 이상 천천히 식사한다.

식사 간격을 잘 지키는 것과 함께 중요한 것은 식사 시간이다.

핸드폰 타임워치 기능을 통해 나의 식사 시간을 측정해 보자. 숟가락을 들기 시작한 시점부터 식사 종료 후 숟가락을 식탁에 놓기까지의 시간을 측정한다. 한 조사에 따르면 한국인의 90%가 식사를 10분 이내로 마친다고 한다.

식사는 20분 이상, 충분한 시간을 두고 하는 것이 좋다. 왜냐하면 포만감을 유발하는 렙틴 호르몬은 식후 약 20분 후에 분비가 시작되기 때문이다. 따라서 식사 시간을 기본 30분으로 세팅하는 것이 이상적이다.

최근 연구에 따르면, 체지방에서도 렙틴 호르몬이 분비된다고 한다. 여성의 경우 정상 체지방률은 18~28%이다. 그런데 체지방률이 과도하게 높을 때는 렙틴 분비가 증폭하여 소위 '렙틴 저항성'이 만들어진다. 렙틴 저항성이 생기면, '밥 배, 디저트 배'가 따로 있는 것처럼, 먹어도 배가 부르지 않아 끊임없이 음식을 먹는다.

체지방이 정상인 사람은 렙틴이 제대로 작동하므로 포만감을 잘 느끼고 식사의 종료가 깔끔하다. 체지방이 많은 사람은 포만감을 느끼기 힘드니 계속 먹어 살이 더 찌는 악순환이 된다.

게다가 식사를 빨리 끝내기까지 한다면? 엎친 데 덮친 격이다. 렙틴이 충분히 분비되기도 전에 식사를 빠르게 마치면 포만감을 느끼지 못해 과식으로 이어질 가능성이 높아진다. 그러므로 건강한 체중 관리를 위해서는 20분 이상 천천히 식사하여 포만감을 충분히 느끼는 것이 중요하다.

  셋째, 채소-단백질-탄수화물 순서로 식사하라.

  식사 순서도 혈당 변화에 영향을 끼친다. 연구에 따르면, 같은 식단이어도 채소-단백질-탄수화물 순서로 먹었을 때 혈당이 더 완만하게 오른다고 한다.

  채소에 포함된 식이섬유는 소화 속도를 늦추고 포만감을 높여준다. 이는 소장에서 당 흡수를 지연시켜 혈당이 급격히 오르는 것을 방지한다. 또한, 단백질과 지방은 소화가 더 느리게 진행되며, 인크레틴 중 하나인 GLP-1 호르몬 분비를 촉진하여 위 배출 속도를 늦추고 혈당을 천천히 올린다. 인크레틴(GLP-1)은 식사 후 인슐린 분비를 조절해 혈당 관리에 도움을 준다.

  최근 이슈가 되고 있는 살 빠지는 주사 삭센다, 위고비가 바로 인크레틴을 이용한 방법이다. 주사로 인크레틴의 농도를 일정하게 유지하여 음식을 섭취한 것처럼 착각을 일으켜 식사량을 줄이는 것이다.

  삭센다는 GLP-1(글루카곤 유사 펩타이드-1) 수용체를 자극하여 췌장에서 인슐린 분비를 촉진하고 글루카곤을 억제함으로써 혈당을 안정화시키는 역할을 한다.

최근 뉴스를 떠들썩하게 한 위고비도 삭센다와 마찬가지로 GLP-1수용체 작용제이며, 삭센다보다 더 강력하게 체중 감소와 대사 개선을 돕는다고 알려져 있다. 주 1회씩 68주 투약 시 체중의 15%가량을 감량할 수 있다고 한다. 위고비의 개발로 노보 노디스크가 시총이 LVMH을 넘어섰다는 기사만 보아도 이 약품에 대한 기대가 얼마나 큰지 느껴진다.

그러나 위고비, 삭센다의 췌장 수용체 자극은 췌장염과 같은 부작용의 우려가 있다. 고기 위주의 식사를 하는 서양인과 달리, 탄수화물 위주의 식사를 하는 한국인은 췌장이 12.3% 정도 작다. 췌장 내 지방 함량은 22.8% 많다. 크기는 작고 지방 함량은 많으니 한국인의 췌장 기능이 서양인에 비해 떨어지는 것은 당연하다. 이러한 췌장을 자극하는 삭센다와 위고비를 무분별하게 사용하게 되면 서양인보다 더 많은 문제점이 발생할 수 있다.

불면증도 우울증도 수면제와 항우울제가 개발되면 정복이 되리라 기대했었다. 하지만 여전히 많은 현대인들은 불면증과 우울증으로 힘들어하고 있다.

현대인의 질병은 생활 습관과 식습관의 영향이 가장 크다. 단지 하나의 약물로 완치되는 것이 아니다. 우리의 몸은 결코 단순하지 않다. 수용체만 자극하는 치료법은 또 다른 문제를 유발하는 경우를 이미 수없이 경험했다.

하나의 약물에만 의존하여 비만을 해결한다는 것은 불가능하다. 한 가지 효과는 볼 수 있을지 모르나 다른 곳에서 문제가 발생하기 때문이다. 건강을 위해서 나의 습관을 바꾸는 것이 더 중요하다는 사실을 잊어서는 안 된다.

야채와 단백질을 섭취한 후에 탄수화물을 마지막으로 섭취하면 좋다. 탄수화물은 다른 영양소보다 빠르게 혈당을 올리는 특성이 있다. 마지막에 섭취할 경우 소화 속도가 늦어지고, 혈당이 안정적으로 유지된다. 이러한 식사 순서는 혈당 조절뿐 아니라 포만감 유지와 과식 방지에도 도움을 주기 때문에 다이어트에도 도움이 된다.

넷째, 단당류를 조심하자.

단맛이 나는 음식들은 대부분 단당류(단순당)가 들어있는 음식이다. 단당류는 먹자마자 분해될 것 없이 흡수된다. 따라서 혈당을 급격하게 올려 혈당 스파이크를 만들어내기 쉽다. 같은 탄수화물이라도 단당류가 아닌, 소화 작용을 거쳐 비교적 천천히 흡수되는 복합 탄수화물을 먹는 것이 좋다.

아무리 좋은 과일 채소도 갈거나 즙을 내서 마시는 형태로 섭취하면 단당류와 다를 바가 없다.

어렸을 때, 우유도 꼭꼭 씹어서 천천히 마시라는 교육을 받았었다. 가급적 모든 음식물은 알갱이 형태로 씹어서 섭취하는 것이 좋다.

이처럼 식사의 시간과 순서, 종류를 관리하는 것만으로도 혈당을 관리할 수 있다.

대체로 복부 비만은 인슐린이 정상적으로 작동하는 것을 방해한다. 복부에 체내 지방이 축적되면, 지방 세포에서 염증성 물질이 분비되고 이로 인해 인슐린 저항성이 증가하게 된다. 혈당 관리가 더 어려워지는 것이다.

스트레스와 수면 부족 또한 혈당 조절 능력을 저하시킨다. 스트레스는 코르티솔 분비를 촉진해 혈당을 상승시키고, 수면 부족은 대사 기능을 약화시켜 혈당 조절을 어렵게 한다. 따라서 혈당 조절을 위해선 스트레스 조절과 충분한 수면이 필요하다.

혈당을 조절하는 것은 다이어트뿐 아니라 건강을 위해서도 매우 중요하다. 당 수치가 정상인 경우는 매일 혈당을 체크하며 스트레스를 받을 필요는 없다. 하지만 단 음식을 조심하고 식습관을 교정하는 것만으로도 혈당을 관리할 수 있으며, 이는 다이어트에도 도움이 된다.

엄지 원장의 슬림 처방전 15 ♥

술살 안 찌게 술 마시는 방법

술은 액체류이며 '빈' 열량으로 알려져 살찌지 않는다고 오해하는 경우가 많습니다. 하지만 술은 영양분이 비어있을 뿐 열량이 높아 다량 섭취 시 살이 찔 수밖에 없습니다.

술의 주요 성분인 알코올은 1g당 7kcal의 열량을 가지고 있어요.

- 맥주 500ml=185kcal

- 와인 120ml=84kcal

- 소주 45ml=63kcal

- 위스키 30ml=71kcal

즉, 쌀밥 한 공기가 313kcal 정도인 걸 생각하면 맥주 2잔만 마셔도 금방 밥 한 공기 이상의 열량을 섭취하는 겁니다. 그뿐 아니라 알코올은 지방이 연소하는 것을 방해해 비만의 원인이 됩니다.

그럼에도 술 마실 때, 5가지 습관만 지키면 술살 찔 일이 없어요.

1. 술 마시기 2시간 전, 물 500ml 이상 마시기

알콜이 분해될 때는 많은 수분을 필요로 합니다. 술 먹은 다음날 숙취는 결국 탈수현상. 물이 부족해지기 전에 미리 물을 듬뿍 채워둡니다.

술마시는 중간에도 물을 자주 마십니다.

2. 술 마시기 전후의 식사는 간단하게

술 마신 날을 기준으로, 전 날과 다음 날 저녁은 5시에 간단하게 먹는 게 좋아요. 갑자기 잡힌 술자리라면, 술 마신 다음날 이틀을 연속으로 저녁 5시에 간단히 끝내기.

3. 술 마시기 전에 단백질와 채소로 배 채우기

술을 마시기 전에 채소와 단백질로 배를 채우는 것도 좋은데요. 식이섬유와 단백질은 혈당을 안정시켜주고 알코올 섭취 욕구를 억제하기 때문입니다.

4. 저탄수화물 맥주 마시기

맥주는 약 355ml당 64kcal에서 198kcal로 제품마다 열량의 차이가 크답니다. 저칼로리 맥주를 마시면 같은 양을 마셔도 섭취하는 칼로리를 1/3에서 많게는 1/2까지 줄일 수 있어요

5. 술을 에피타이저가 아닌 디저트로 생각하기

아무것도 먹지 않은 상태에서 술로 식사를 시작하면 배고픔이 더 심해질 수 있어요. 알코올을 디저트로 남겨둘 때 더 충분한 만족감을 느낄 수 있고 음주 시간을 줄여 과식을 예방할 수 있어요.

잘 자야 잘 빠진다

〈잠자는 숲속의 공주〉의 주인공 오로라 공주는 물레에 찔려 깊은 잠에 빠진다. 오랜 시간이 흘러 왕자의 키스를 받고 깨어나지만, 여전히 아름다운 모습이다. 공주의 잠은 단순한 마법을 넘어 건강과 아름다움을 유지해주는 요소라는 상징적인 의미도 담겨있는 것이다. '미녀는 잠꾸러기'라는 말도 있지 않은가.

이런 잠의 중요성을 간과한 인물도 있다. 바로 토머스 에디슨이다. 그는 수면을 시간 낭비로 여기며 하루 3~4시간 정도만 잤다고 알려져 있다. 잠을 줄이고 더 많은 일을 하여 유명한 발명가가 되었지만, 말년에 당뇨병과 같은 대사 질환을 앓았다.

우리는 매일 일정 시간의 수면을 취해야 한다. 그럼에도 운동이나 영양제에 비해 그 중요성이 간과되는 경우가 많다. 다이어트를 위해 내원하는 환자들에게 어젯밤 잘 잤느냐고 물어보면, '예'와 '아니요'의 비율이 대략 5:5이다. 그러나 잘 잤다고 하는 사람들조차 취침에 든 시각, 수면의 총 시간, 수면의 질, 수면의 환경 등을 구체적으로 질문하면 사실상 건강한 수면을 취하지 못하고 있었다.

하루의 1/3을 차지하는 수면이 건강하지 않다면, 인생 전체의 1/3은 건강하지 않은 것이나 마찬가지다. 건강한 수면은 곧 건강한 인생의 바로미터인 것이다.

다이어트 역시 '잘 자는 것'과 깊은 연관을 맺고 있다. 즉 숙면에 다이어트 성공의 비밀이 숨겨져 있는 셈이다.

우리의 수면은 5단계의 사이클을 거치며 진행된다. 한 사이클은 1.5~2시간 정도이다. 자는 동안 이 사이클이 3~5번 반복된다. 주목 해야 하는 단계는 깊은 수면에 해당하는 3, 4단계이다. 3단계는 깊은 수면의 시작으로 뇌파가 규칙적으로 변하고 맥박, 호흡, 혈압도 안정된다. 4단계는 '서파 수면'이라 불리며, 신체의 활동이 거의 멈추고 신진대사가 크게 감소하는 숙면 단계이다. 이 3, 4단계에서 일어나는 일을 살펴보면 수면과 다이어트의 연결고리를 알 수 있다.

우리가 활발히 활동하는 낮 시간 동안, 몸에는 피로물질이 쌓이고 근육은 미세한 손상을 받는다. 이때 쌓인 피로와 근육의 손상이 회복되는 시간이 바로 수면이다. 회복은 주로 수면의 3,4 단계인 깊은 수면에서 이뤄진다.

만약 수면 시간을 충분히 확보하지 않거나, 깊은 수면 단계에 도달하지 못하면 어떻게 될까?

수면의 3, 4단계에 이르지 못하면, 잠을 잤음에도 불구하고 피로가 회복되지 않으며 손상된 근육이 치유되지 않는다. 다음 날 활동할 에너지가 부족해진다. 몸은 이를 보충하고자 음식 섭취의 욕구를 불러온다. 수면 부족이 다이어트를 방해하는 요인이 되는 것이다.

또한, 근육 손상은 근육량 감소로 이어지며, 다이어트를 할수록 체지방률이 증가하게 된다. 이로 인해 요요 현상이 더 쉽게 발생하는 체질이 될 수 있다.

깊은 잠에서 깨어난 아침은 체지방의 감소와 더불어 활기찬 기분을 느낀다. 수면 3, 4 단계의 핵심인 성장 호르몬의 분비가 증가하고 스트레스 호르몬인 코르티솔 분비가 억제된 덕분이다.

성장 호르몬은 20대 이전에는 신체의 성장에 기여한다. 20대 이후부터는 세포 회복과 조직 복구를 돕고, 근섬유 회복과 근육 성장을 촉진한다. 또한 성장 호르몬은 지방세포에 있는 중성지방을 지방산으로 분해하여 저장된 지방은 줄이고, 에너지원으로 사용될 수 있는 지방산 양을 증가시키는 역할을 한다. 성장 호르몬의 또 다른 역할은 지방세포에 지방이 축적되는 것을 막아준다. 특히 내장지방이 쌓이는 것을 효과적으로 막아준다. 이러한 성장 호르몬은 깊은 잠을 자는 동안 분비량이 가장 많아진다.

숙면을 하는 동안 체내의 스트레스 호르몬인 코르티솔의 분비가 감소한다. 코르티솔의 분비가 과도해지면 지방세포에 지방을 축적하는데, 특히 복부에 집중된다.

또한 코르티솔은 식욕을 증가시켜 고칼로리나 고지방 음식을 당

기게 한다. 게다가 코르티솔은 단백질 분해를 촉진하여 근육 손실을 유발한다. 깊은 숙면을 통한 코르티솔 분비의 감소는 지방 축적을 막고 식욕 억제, 근섬유 손실 억제에 기여한다.

　재미로 하는 넌센스 퀴즈다.

　치과 의사가 싫어하는 속담은 뭘까? 답은 '이가 없으면 잇몸으로 산다'이다. 이가 없으면 임플란트를 해야 하는데 잇몸으로 산다니까 치과의사가 싫어한다.

　같은 맥락으로 한의사가 싫어하는 속담이 있다면 뭘까?

　'잠이 보약이다'라는 말이다. 몸이 허하면 보약을 먹어야지, 잠이 보약을 대신할 수 있다고 하니 한의사들이 싫어한다는 우스갯소리다. 하지만 정말 '잠은 보약'이 맞다. 수면은 건강은 물론 다이어트에도 깊이 연관되어 있다.

　그렇다면 어떻게 해야 깊은 수면의 혜택을 듬뿍 받을 수 있을까?

　환자들의 수면 상태를 확인하다 보면, 자정이 넘어 잠자리에 드는 경우가 많다. 또 대부분 스마트폰이나 TV를 보다 잠이 드는 경우가 많다. 이런 습관은 크게 두 가지 문제를 유발한다.

　첫째, 스마트폰을 포함한 전자기기 화면에서는 '블루 라이트'가 나오는데, 이 파란 불빛은 수면을 유도하는 멜라토닌의 분비를 억제한다. 잠이 오지 않아 휴대폰을 켜는 것은 악순환을 초래하게 된다. 수면 3,4단계에 도달하는데 더 오래 걸리게 된다.

둘째, 성장 호르몬은 밤 10시에서 새벽 2시에 가장 활발하게 분비된다. 자정 이후에 잠들게 되면 성장 호르몬이 충분히 나오지 않기 때문에 그 혜택을 누리지 못한다. 이런 경우 다음 날 피곤하게 하루가 시작될 가능성이 높다.

따라서 건강한 다이어트를 위해서는 적어도 자정 이전에 잠자리에 들어야 한다. 잠들기 최소 1시간 전에는 전자기기를 사용하지 않는 것이 좋다. 이런 수면 관련 규칙을 '수면 위생'이라 한다. 규칙적인 식사만큼이나 자신만의 수면 위생을 만들어 지키는 것이 건강한 수면에 도움이 된다.

■수면 위생을 위한 일상의 루틴

1. 잠자리에 드는 시간과 일어나는 시간을 정해두고, 최소 7시간 이상 자도록 한다.

2. 잠들기 전 침실은 어둡게 하고 소음이나 빛이 새어 들어오지 않게 한다.

3. 잠자기 최소 5시간 전에는 식사를 마친다.

4. 오전 10~11시 사이에 야외에서 햇빛을 최소 20분 이상 쬔다.

5. 아침 메뉴에 우유나 치즈 등 유제품을 포함시킨다.

특히 4번과 5번은 수면 유도 호르몬인 멜라토닌과 관계가 있다.

오전에 햇빛을 쬐면 뇌의 시신경 교차 상핵에 신호를 보내 멜라토닌 분비를 억제하고 코르티솔 분비를 촉진하여 몸을 깨운다. 반대로 저녁에는 멜라토닌이 때에 맞춰 분비되도록 하여 수면에 도움을 준다.

유제품에는 트립토판이라는 아미노산과 칼슘이 풍부하다. 트립토판은 세로토닌 생성을 거쳐 멜라토닌으로 전환되고, 이 과정을 칼슘이 도와 수면에 도움을 준다. '잠이 안올 때 따뜻한 우유를 마시라'는 말이 여기에서 기인한 것 같은데, 사실은 유제품은 오전에 미리 먹었어야 하고, 따뜻하게 데우는 것이 아니라 햇빛을 낮에 쬐어야 하는 게 맞다.

앞서 수면의 중요성을 간과한 인물로 에디슨을 소개했지만, 사실 그는 낮잠을 기술적으로 활용한 인물이기도 하다. 에디슨은 밤잠을 줄이는 대신 15~30분의 짧은 낮잠을 여러 번 취했다고 알려져 있다. 이런 짧은 낮잠을 '마이크로 낮잠(Micro nap)'이라고 하며, 이는 일상 중 피로를 줄이고 집중력을 높이는 데 도움을 준다.

다이어트에 있어 '마이크로 낮잠'은 다음과 같은 이점이 있다.

피로 회복을 통해 일과 중 신체 활동을 더 활발하게 한다. 스트레스를 완화시키고 코르티솔의 분비를 낮춘다. 식욕 조절 호르몬인 그렐린과 렙틴을 조절하여 식욕 조절에 도움을 준다. 또한 인지 기능을 향상시켜 충동적인 음식 섭취를 억제할 수 있다.

그러나 낮잠을 너무 길게 또는 자주 자면 야간 수면에 방해가 될 수 있으므로, 점심 식사를 하기 전, 10분 이내로 한 번 정도 자는 것이 좋다. 식사 후 오후 낮잠은 밤 수면을 방해할 뿐더러 복부 비만율을 높이는 것으로 보고 된다.

잘 자야 잘 빠진다는 지적에, 수면제 복용을 묻는 환자들이 종종 있다. 과연 수면제는 다이어트에 도움이 될까?

수면제는 신체의 대사 과정이나 호르몬 균형에 영향을 미쳐 오히려 부정적인 결과를 초래한다. 잠드는 것은 도와줄 수 있지만 수면의 질을 개선하지는 않기 때문에 깊은 수면이 이뤄지지 않는다. 특히 렙틴과 그렐린이라는 각각 포만감과 식욕을 조절하는 호르몬에 불균형을 가져와 식욕 증가나 공복감을 더 크게 느끼게 한다.

그렇다면 술은 어떨까? 술을 마시면 잠들기 쉬운데 다이어트에 도움이 될까?

알코올은 진정 작용이 있어 잠들기 쉽다고 느낄 수 있다. 하지만 깊은 수면에 도달하지는 못한다. 또한 알코올이 대사되는 과정에서 자주 깨게 된다. 빠른 안구 운동 수면(REM수면)을 억제하여 전체 수면 시간이 짧아지고, 수면 중 이루어지는 세포 회복도 충분히 이루어지지 않는다. 또한 술을 마시면 코를 더 심하게 고는 경우가 많다. 이는 알코올에 의해 기도 근육이 이완되어 산소 공급이 원활하지 않기 때문이다. 이러한 이유로 수면 중 각성을 유발하여 수면의 질이 떨어진다.

마지막으로 야간 근무를 하는 사람에게는 선글라스를 추천한다. 해가 떠오르는 퇴근길에 눈으로 햇빛이 들어오면 뇌 시신경 교차상핵이 반응하여 멜라토닌 분비가 억제되기 때문이다.

또한 낮 시간에 1시간 이상 운동을 해야 저하된 신진대사를 평균으로 끌어올릴 수 있다. 낮 수면은 밤 12시 취침보다 질적으로 떨어질 수밖에 없다. 밤에 자는 사람이 7시간의 수면을 취할 때, 야간 근무자는 수면의 절대적 시간을 2시간 더 확보하는 것이 필요하다.

최근 수면 시간 부족과 질적 저하가 비만을 비롯한 여러 대사 질환과 심혈관 질환의 위험을 크게 높이는 것으로 밝혀졌다. 결국, 잘 자지 않고는 건강할 수 없다. 건강하지 못하면 살이 찐다.

다행히 수면은 특별한 시간을 내야 하는 것이 아니며, 영양제처럼 돈이 들지 않는다. 휴대폰을 멀리 하고 12시 이전에 침대에 들어가 건강한 수면을 챙겨 보자.

엄지 원장의 슬림 처방전 16 ♥

다이어트 중 올바른 수면법

■수면 시간

성인의 경우, 일일 권장 수면 시간은 7-8시간입니다.

4~5시간 자는 것도 다이어트를 실패하게 만들 수 있지만, 9시간 이상 수면하는 것도 몸을 더 피로하게 만들 수 있습니다.

■수면 타이밍

성장호르몬이 근성장에 도움이 되기 때문에 성장호르몬이 분비되는 시간에 잠을 청하는 게 좋습니다.

성장호르몬은 밤 11시에서 새벽 4시 사이에 가장 많이 분비됩니다.

가장 좋은 건 밤 10시~ 10시 30분 정도에 잠을 자는 것입니다.

■자기 전 준비사항 3가지

다이어트 할 때 수면의 질이 굉장히 중요합니다.

- 잠들기 3시간 전 마지막 식사 마치기
- 자기 바로 직전에는 운동 자제하기
- 잠들기 1시간 전부터 TV/스마트폰 등 사용 자제하기

다이어트에 필요한 물, 이렇게 마셔라

명진 씨의 아침 출근길.

단골로 찾는 카페에 들러 늘 마시던 커피를 주문한다. 커피 한 모금을 마시니, 마치 온 몸의 세포가 깨어나는 기분이다. 수분을 충분히 섭취해야 건강하다고 하니, 일부러 590ml 벤티 사이즈로 주문해 물 대신 커피를 마신다. 회의 중에도 커피 대신 녹차를 틈틈이 마신다. 이 역시 수분을 보충한 것으로 여긴다.

다이어트를 위해서는 충분한 수분 섭취가 필요하다. 그렇다면 명진 씨는 자신의 생각대로 충분한 수분을 섭취한 걸까?

오히려 반대의 행동을 한 셈이다. 커피는 마신 양의 2배, 녹차는 1.5배의 수분을 몸 밖으로 배출시키는 이뇨작용을 한다. 커피를 마셨다면, 오히려 물 2잔을 더 챙겨 마셨어야 하는 것이다.

물 대신 마시는 음료는 어떨까?

설탕이 함유된 음료는 혈당을 올린다. 요즘 유행하는 제로 칼로리는 혈당을 올리지는 않지만, 미각 수용체 TAS1R를 자극시킴으로써 인슐린 분비를 유도한다. 칼로리는 제로이지만 강한 단 맛에 익숙한 미각은 다른 음식을 섭취할 때도 더 맵고 짜며 단 맛이 강한 메뉴를 선택하게 한다. 결국 총 섭취 칼로리는 늘 수밖에 없다.

다이어트에 있어 물 마시기가 왜 중요할까?

첫째, 물을 마시는 것은 단순한 갈증 해소, 그 이상이다. 마치 메마른 땅에 내리는 단비와 같다. 간혹 '입이 심심하네'라고 느낀다면, 이는 배고픔이 아니라 갈증일 수도 있다. 이럴 때는 수분 섭취량을 점검해보는 것이 좋다.

우리가 마신 물은 모든 세포에 생명력을 불어넣는다. 이 물은 혈액이 되어 영양소를 체내 각 세포로 운반하고, 신진대사를 원활하게 하며, 노폐물과 독소를 체외로 배출하는 역할을 한다.

다이어트 상담을 해보면, 많은 이들이 물 마시기를 간과하고 있다. 다이어트를 할 때는 체지방을 태우고 대사율을 높여야 한다. 이를 위해 충분한 수분 공급이 필수적이다.

둘째, 물을 마시는 것만으로도 음식 섭취량을 줄일 수 있다. 우리가 마신 물은 위에서 약 20분 정도 머물다가 흡수된다. 다시 말해 식사 전에 물을 마시면, 물이 차 있는 만큼 음식을 적게 먹어도 포만감이 쉽게 느껴진다. 따라서 식사 전 물 한 잔을 마시는 것만으로 무의식적으로 식사량을 조절하도록 도와준다.

셋째, 물은 지방 분해 과정에서 중요한 역할을 한다. 직접적으로 지방을 분해하진 않지만, 지방산의 산화와 에너지 생성 과정에서 수분이 중요한 역할을 한다. 또한 지방이 에너지원으로 쓰이고 난 후 부산물인 이산화탄소(CO_2)와 물(H_2O), 체내 독소 등을 배출하기 위해서는 수분이 필요하다. 따라서 수분 섭취는 체지방을 소모하고 남은 노폐물을 배출하는 중요한 역할을 한다.

그렇다면 물을 얼마나 마셔야 할까? 간단한 기준은 몸무게의 30배를 마시는 것이다. 예를 들어 체중이 60kg인 사람은 60X30 =1800ml 즉, 하루 최소 1.8L를 마셔야 한다.

물론 사람마다 대사량과 활동량에 따라 필요한 수분량은 또 달라질 수 있다. 또한 한의학적으로는 열증(熱證)으로 인한 진액(津液) 부족, 음허(陰虛), 담음(痰飮), 위열(胃熱) 등 병리적 상태에 따라 음수량이 많아질 수도 적어질 수도 있다. 몸무게를 기준으로 한 것은 간단한 계산법일 뿐, 절대적인 수치는 아니다.

물을 어떻게 마셔야 할까?

하루에 최소 1.8L의 물을 마셔야 한다고 가정해 보자.

이 물을 가장 효율적으로 체내에 흡수시키기 위해서는 조금씩 자주 마시는 것이 중요하다. 화분에 물을 줄 때도 한 번에 물을 붓는 것보다 조금씩 흙이 물을 흡수하기를 기다렸다가 여러 차례 나누어 주는 것이 좋다. 이렇게 해야 물이 넘치지 않고 흙이 골고루 젖는다. 마찬가지로 텀블러에 물을 채워 가까이 두고, 하루 일정한 양만 큼 나누어 마시는 것이 바람직한 물마시기 방법이다.

주의할 점은 이 수분을 오직 순수한 물로만 채워야 한다는 것이다. 아침에 마신 커피와 회의 중 마신 녹차는 수분에 포함시키지 않는다. 커피나 녹차에 들어있는 카페인은 이뇨 작용이 있으므로, 오히려 그만큼 수분량을 더 채워 마셔야 한다. 또한 각종 음료수와 주스도 높은 칼로리를 포함하며 혈당을 높이기 때문에 음수량에 포함시키지 않는다. 오직 순수한 물의 형태로 마셔야 체액의 균형을 효율적으로 유지하고, 신진대사를 원활히 할 수 있다.

또한 물의 온도는 미지근하거나 따뜻하게 마시는 것이 혈액 순환이 잘 되고 신진대사를 돕는다.

부종이 있는 경우에는 어떨까?

우리 몸은 60%가 물로 이루어져 있고, 세포 안과 밖으로 수분이 존재한다. 하지만 삼투압 유지의 문제가 생겨 수분이 흐르지 않고 고여 있으면 대사에 오히려 방해가 되고 부종이 된다. 부종이 있는 경우 물 마시기를 꺼리기도 하지만 사실 물을 마셔야 부종이 완화된다. 이 고인 물도 활발한 대사를 통해 배출되어야 하기 때문이다.

부종이 있는 사람들의 인바디 검사 결과를 살펴보면, 체수분량 (TBW, Total Body Water)이 오히려 적은 경우가 있다. 이때는 수분 부족으로 인한 보상성 부종이 생긴 것이다. 이런 경우 수분을 충분히 섭취하면 체내 수분 대사가 활발해지고, 신장이 수분을 배출하여 부종이 완화된다.

짜고 자극적인 음식, 즉 나트륨이 많은 음식을 즐기는 사람들도 부종이 많다. 이 경우에도 물을 많이 마시는 것이 부종 완화에 도움이 된다. 나트륨은 체내에서 수분을 붙잡고 있는데, 소변으로 나트륨이 배설되면 부종이 줄어드는 효과가 있다. 당연히 염분 섭취를 줄이는 것도 필요하다.

물만 마셔도 살이 찐다고 하소연하는 이들을 종종 만난다. 과연 그럴까?

물은 칼로리가 없으므로 물만 마셔서 살이 찔 리 없다. 그 무엇을 물처럼 먹었는지 생각해보아야 할 것이다. 달달한 음료수, 건강하다고 착각하는 스무디, 한 끼니 만큼이나 칼로리가 높은 단백질 음료를 마시면서, 음식(飮食)을 섭취하지 않았다고 치부하는 것은 아닌지…….

마시는 것도 음식이다. 오로지 순수한 물만이 우리 몸에 필요한 수분임을 기억해야 한다. 당장 텀블러를 챙겨서 내 음수량을 객관적으로 체크해가며, 조금씩 자주 물을 마시는 습관을 만들어보자.

엄지 원장의 슬림 처방전 17 ♥

다이어트 중 물 마시기 꿀팁

체중 1kg당 30ml의 수분 섭취가 필요합니다. 예를 들어 체중 60kg인 사람이 마셔야 하는 하루 동안의 물 양은 60kg×30ml=1800ml인 것이죠. 하지만 매일 평소보다 물을 많이 먹는 건 어렵습니다. 물을 많이 마실 수 있는 꿀팁 알려드립니다.

■물을 많이 마시려면

1) 무조건 500ml 이상 크기의 물통, 물병, 텀블러로 물을 마신다.

2) 아침에 일어나서 점심시간 전까지 한 통(500ml)을 마신다.

3) 점심 먹고 오후 5시까지 한 통(500ml)을 마신다.

4) 저녁식사 후 자기 전까지 한 통(500ml)을 마신다.

일반 머그컵이나 작은 병에 마시게 되면 몇 번 먹었는지 쉽게 잊어버리게 되고 물 많이 마시는 것이 어려워집니다.

생각하기 어렵다면 500ml 물병을 거의 채워서 하루에 4번 정도 마신다고 생각하면 됩니다. 딱 5일만 이렇게 물을 마시면, 물 많이 마시는 게 일상이 될 수 있습니다.

■ 건강한 물 마시기 수칙

1) 갈증 나기 전에 물 마시기

갈증을 느끼기 전에 물을 조금씩 마셔서 세포를 항상 촉촉한 상태로 유지하는 습관을 가지는 게 좋습니다.

2) 화장실 다녀온 후 물 마시기

평소 소화력이 약한 사람은 물도 소화 흡수가 안 될 수 있는데, 화장실을 다녀온 뒤 복압이 낮아졌을 때에는 수분 섭취를 하는 게 좋습니다.

3) 물을 차처럼 마시기

한꺼번에 물을 마시는 것보다 차처럼 한 모금씩 마시는 것이 좋습니다. 갑자기 많이 마시면 혈액 속 나트륨 농도는 똑같은데 수분량만 증가해 저나트륨혈증이 생길 수 있습니다.

4) 너무 차거나 뜨거운 물은 NO

차가운 물은 위장으로의 혈류를 떨어뜨려서 물이 위장관에서 소화흡수되는 걸 방해합니다. 반대로 뜨거운 물을 마시면 위식도 점막의 손상과 염증을 일으킬 수 있습니다. 미지근한 상온 정도의 물이 흡수율도 좋고 몸에 가장 부담이 없습니다.

엄지 원장의 슬림 처방전 18 ♥

소화에 좋은 혈자리, 내관혈

다이어트를 하는 도중 폭식, 과식을 했거나 소화가 되지 않을 때 누르면 좋은 혈자리는 '내관혈'입니다.

'내관혈'은 한의학에서 소화기관에 문제가 생겼을 때 우선적으로 치료하는 혈자리입니다. 원래 내관혈 자극은 동양의학에서 수천 년간 사용해 왔습니다. 서양의학에서도 1980년대부터는 구역질을 감소시키기 위한 목적으로 사용되고 있죠.

■내관혈의 정확한 위치
손목 정중앙에서 세 손가락 정도 아래에 위치한 가운데 지점

■지압하는 방법과 시간
- 반대쪽 엄지손으로 부드럽게 꾹꾹 누릅니다.
- 지압 시간은 10분 정도, 2회~3회 반복합니다.

■지압할 때 주의사항
- 불편감이 느껴질 정도의 강한 압력으로 누르는 것
- 손톱으로 찍어가면서 누르는 것

탄수화물, 무조건 줄여야 하나?

"저는 먹는 게 정말 별로 없어요. 그런데 왜 살이 안 빠질까요?"

엄지한의원을 찾는 환자들이 종종, 아니 생각보다 자주 하는 질문이다. 이런 경우는 대체로 두 가지 이유에서 그 원인을 찾을 수 있다.

첫째, 식사량은 적지만 틈틈이 군것질을 한다.

둘째, 탄수화물이 비만을 불러온다고 생각해 탄수화물을 거의 먹지 않는다.

첫째의 경우, 본인이 생각보다 많이 먹고 있다는 사실을 잘 인지하지 못한다. 스스로 먹는 양을 기록해 보거나, 주위에서 인지하도록 도움을 주면 문제를 어렵지 않게 해결할 수 있다.

둘째의 경우는 조금 다르다. 탄수화물에 대한 잘못된 정보나 고정관념에 사로잡혀 있다. "탄수화물 괜찮아요. 먹어도 됩니다"라는 말로는 그 프레임을 깨기 어렵다.

과연 탄수화물은 살을 찌게 하는가? 탄수화물을 무조건 피하는 것이 다이어트의 답일까?

탄수화물은 우리 몸의 주요한 에너지원이다. 그러므로 탄수화물에 대한 올바른 이해와 대처가 필요하다.

흔히 탄수화물은 나쁘다고 생각해서 피하려고만 한다. 이것은 잘못된 정보에서 기인한다. 실제로 나쁜 건 '정제 탄수화물'이다. 모든 탄수화물이 다 나쁜 건 아니다.

정제 탄수화물은 흰쌀밥, 흰 밀가루처럼 가공 과정에서 영양소가 많이 제거된 탄수화물을 말한다. 이런 음식은 섬유질이나 비타민, 미네랄 같은 중요한 성분이 빠져 있다. 섭취하면 혈당을 빠르게 올리고 금방 배고픔을 느끼게 만든다. 그래서 자주, 많이 먹으면 비만이나 당뇨와 같은 문제가 발생할 수 있다.

하지만 '비정제(복합) 탄수화물', 즉 늘보리(겉보리)로 지은 밥, 통밀로 만든 파스타와 같은 음식들은 섬유질이 풍부하고 혈당을 천천히 올리는데 도움을 준다. 이런 탄수화물은 오히려 장기적인 포만감을 주기 때문에 체중 관리에 도움이 된다.

한편 우리의 뇌는 체중의 2%에 불과하지만, 몸 전체 에너지의 20%를 사용한다. 뇌가 주로 사용하는 에너지원은 포도당이다. 포도당은 탄수화물이 소화되면서 분해되는 과정에서 만들어지는 당으로, 포도당이 부족하면 뇌가 제대로 작동하지 못한다.

탄수화물을 너무 적게 먹으면 집중력이 떨어지고 피로감을 느끼게 되는 이유이다. 포도당 공급이 부족해지면, 뇌는 큰 스트레스를 받게 되어 스트레스 조절 시스템인 HPA 축(Hypothalamus-Pituitary-Adrenal axis)을 가동시킨다. 이 시스템은 인슐린 저항성을 증가시키고, 근육과 지방 조직의 포도당 이용을 억제하여 뇌로 포도당을 우선 공급한다.

뇌에는 '포만 중추'가 있어서 식욕을 조절하는데, 이 시스템이 오작동을 일으키면 먹어도 포만감을 못 느끼게 된다. 포도당 섭취의 제한으로 일시적 체중은 줄 수 있으나, 장기적으로 보면 뇌 시스템이 망가지므로 과식, 폭식, 섭식장애 등을 불러 일으킨다. 결과적으로는 살이 찌는 몸이 되어 버리는 것이다.

탄수화물을 지나치게 제한하면, 몸은 에너지를 다른 방식으로 얻으려고 한다. 이 과정에서 '당독소'라는 물질이 생성된다. 당독소는 단백질이나 지방이 과도하게 산화될 때 발생하는 물질로, 염증을 일으키고 노화를 촉진한다. 즉, 탄수화물을 지나치게 줄이면 오히려 몸에 해로운 물질이 쌓일 가능성이 높아지는 것이다.

'글리코겐'은 우리가 섭취한 탄수화물이 간과 근육에 저장된 형태이다. 이 글리코겐이 부족하면 쉽게 피로를 느끼게 된다. 글리코겐이 충분히 저장되어 있어야 에너지가 지속적으로 공급되며, 체중 관리도 훨씬 수월해진다.

■ 하루 섭취하는 영양소의 비율

탄수화물을 포함한 하루 영양소의 비율은 어떻게 하면 좋을까? 일반적으로 권장하는 영양소 비율은 다음과 같다.

탄수화물: 하루 섭취량의 약 50-60%를 차지하는 것이 좋다. 물론 정제 탄수화물보다는 잡곡밥이나 채소 같은 복합 탄수화물을 선택하는 게 중요하다.

단백질: 하루 섭취량의 15-20% 정도를 단백질로 섭취하는 것이 적당하다. 근육을 유지하고 신진대사를 활발하게 유지하는 데 필수적이므로 반드시 적당량을 섭취하는 것이 좋다.

지방: 나머지 20-30%는 건강한 지방으로 섭취해야 한다. 아보카도, 견과류, 올리브유 같은 불포화 지방산이 풍부한 음식을 선택해야 한다.

이러한 비율을 잘 따르는 것이 곧 균형 잡힌 식사이다. 장기적으로 건강을 지키고 체중도 안정적으로 관리할 수 있는 방법이다.

탄수화물은 단순히 살을 찌우는 악당이 아니다. 오히려 우리의 몸과 뇌가 정상적으로 기능하기 위해 필요한 필수 영양소이다. 단, '정제된 탄수화물'이 아니라 '복합 탄수화물'을 선택하고, 탄수화물을 적절히 섭취하는 것이 핵심이다. 몸의 에너지원이 부족하지 않도록, 그리고 건강한 체중 관리가 지속될 수 있도록 탄수화물에 대한 잘못된 고정관념에서 벗어나는 것이 필요하다.

엄지 원장의 슬림 처방전 19 ♥

빵, 떡, 면 먹어도 다이어트 성공 가능하다

빵, 떡, 면을 좋아하는 사람들은, 다이어트를 하려면 좋아하는 음식을 모두 끊어야 한다는 생각 때문에 겁을 냅니다. 그러나 맛있는 빵, 먹으면서도 다이어트에 성공할 수 있어요.

바게트, 베이글, 깜빠뉴 같은 거칠고 단단한 식사용 빵은 오히려 다이어트에 큰 도움이 됩니다. 그 중에서도 호밀빵을 먹는 걸 추천드려요.

■ 호밀빵이 다이어트에 도움이 되는 이유

1) 낮은 칼로리

호밀빵은 100g당 약 190kcal 정도로 다른 종류의 빵과 비교했을 때 비교적 칼로리가 낮습니다.

2) 풍부한 식이섬유

식빵과 비교하면 호밀빵에는 식이섬유가 1.5배 더 많이 들어 있습니다. 식이섬유는 장 건강에 도움을 주고, 변비 해소에도 효과적입니다. 또한 탄수화물 흡수를 완만하게 하는 데 도움을 주어 식후 혈당치가 급격하게 상승하는 것을 억제합니다.

3) 낮은 GI 값

GI 값이란 탄수화물의 흡수 정도를 나타내는 것인데, 이 수치가 높으면 혈당치가 급격히 상승할 수 있습니다.

호밀빵의 GI 수치는 58로, 밀가루 식빵의 GI 수치인 85에 비해 훨씬 낮기 때문에 급격한 혈당 상승을 예방하는 데 도움이 됩니다.

4) 비타민 B1이 풍부함

풍부한 비타민B1은 섭취한 탄수화물을 대사하는 효소의 작용을 돕습니다.

■호밀빵 고를 때 확인 사항

원재료명을 확인하고, 글루텐프리가 아닌 설탕, 버터, 기타 첨가물만 조심해주시면 됩니다. 대체당이 들어갔는지도 확인해 주세요.

1) 대체당 확인하기

우리가 하루에 먹을 수 있는 당류는 보통 25~30g입니다. 생각보다 적지 않나요? 그래서 요즘은 당류를 낮추기 위해 설탕 대신 대체당을 넣는 경우가 있어요. 성분표에 수크랄로스, 에리스리톨, 당알코올, 자일리톨 등이 있는지 꼭 확인해주세요.

2) 포화 지방/트랜스 지방 낮은지 확인하기

포화 지방과 트랜스 지방은 건강은 물론 다이어트에 전혀 도움이 되지 않아요.

경화유, 쇼트닝, 마가린, 가공버터, 가공유지, 가공유크림, 식물성버터, 식물성크림 등 버터가 들어가 있는 건 피하시는 게 좋습니다.

3) 버터 없이 밀가루/쌀가루로만 만든 음식 먹기

버터 없이 밀가루로만 만든 빵 또는 쌀가루로만 만든 떡 등을 먹는 게 좋아요.

빵을 예로 들자면 바게트, 치아바타, 베이글, 잉글리쉬머핀, 깜빠뉴 등입니다.

올리브 오일이나 발사믹 식초에 빵을 살짝 찍어 먹으면 혈당 그래프를 완만하게 만들 수 있어 좋습니다.

다이어트를 하면 내장지방이 먼저 빠진다

오랜만에 외식하러 고깃집에 갔다. 그동안 식단 관리하느라 마음껏 먹지 못한 터라 오늘은 고기를 맛있게 먹을 생각이다. 막상 메뉴판을 보니 갈등에 빠진다. 삼겹살이냐, 목살이냐, 고민이 시작된다. 삼겹살의 고소한 지방 맛이 그립다. 하지만 돼지고기의 비계가 곧바로 뱃살이 된다고 생각하니 망설여진다. 결국 퍽퍽한 목살의 맛도 나름 매력이라 생각하며 삼겹살의 유혹을 떨쳐낸다. 조금이라도 덜 살찌겠지, 안도하며.

목살과 달리 삼겹살에는 하얀 지방층, 즉 비계가 있다. 지방을 먹으면 살이 더 찔 것 같은 생각에 비계 부분을 떼고 먹는 사람이 있다. 과연 지방은 다이어트 과정에서 무조건 피해야 할 존재일까?

지방은 단순히 우리 몸의 뱃살, 팔뚝, 허벅지 등에 쌓이기만 하는 미운 존재가 아니다. 지방은 인지질 형태로 세포막을 구성하여, 세포막의 유동성과 선택적 투과성을 증가시키는 중요한 역할을 한다. 다시 말해, 우리 몸은 지방 없이는 존재할 수 없다.

또한 지방은 단순히 기름 덩어리가 아니다. 훌륭한 에너지원으로서의 역할을 한다. 1g의 지방은 9kcal의 에너지를 만든다. 우리가 지방을 적게 먹어야 살이 덜 찐다고 생각하는 것은, 지방이 제공하는 칼로리가 높기 때문일 것이다. 하지만 지방은 소화가 상대적으로 느리기 때문에, 오랫동안 포만감을 유지시켜 다이어트에 도움을 준다.

지방은 호르몬을 분비하는 내분비 기관의 역할도 수행한다. 포만감을 느끼게 하여 식욕을 억제해주는 호르몬 렙틴과 여성 호르몬인 에스트로겐의 일부가 지방에서 분비된다. 또한 아디포넥틴(Adiponectin)이 분비되는데, 이는 주로 인슐린 감수성을 높이고 항염증 작용을 하는 호르몬이다. 아디포넥틴이 많이 분비되면 제2당뇨의 위험성이 감소된다. 심혈관 질환과 같은 대사 질환을 예방하며, 지방산 산화 과정을 촉진하여 체지방을 줄이는데 도움이 된다.

체지방량은 호르몬 분비와 대사에 어떤 영향을 미칠까?

식욕 억제 호르몬인 렙틴은 지방이 많을수록 더욱 많이 분비된다. 그렇다면 비만일수록 식욕 억제가 잘 되리라 생각할 수 있다. 그러나 비만이 되면 렙틴 수치는 증가하지만, 그 기능이 제대로 발휘되지 않게 된다. 즉, 비만인 사람들은 렙틴의 식욕 억제 효과를 충분히 느끼지 못한다. 렙틴의 분비는 지방량이 적당할 때 오히려 활발하게 분비되고 식욕 조절에 도움이 된다.

여성 호르몬 에스트로겐은 주로 난소에서 분비된다. 하지만 폐경 이후 난소의 기능이 떨어지면 상대적으로 체지방이 에스트로겐 분비에 중요한 역할을 하게 된다. 에스트로겐은 생식기능뿐 아니라 뼈 건강에서 심혈관의 건강, 전반적인 건강 관리에 이르기까지 중요한 역할을 한다.

그러나 비만으로 지방조직이 과다해지면 에스트로겐 수치가 상승하므로 유방암, 자궁내막암 등 호르몬 관련 질환의 위험성은 높아진다. 따라서 호르몬 관련 질환이 있을 경우 체지방을 감량하는 것이 치료에 도움이 된다. 그러므로 체지방을 관리하는 다이어트는 호르몬 관련 질환의 예방책이 되는 것이다.

앞서 설명한 아디포넥틴도 체지방량에 따라 그 분비량이 달라진다. 특이한 점은 내장 지방의 양이 많을수록 아디포넥틴의 분비가 감소한다는 것이다. 오히려 체지방량이 적정 수준일 때 아디포넥틴의 분비가 증가한다고 알려져 있다.

체지방을 관리하는 것은 곧 호르몬을 관리하는 셈이 된다. 체중 감량을 할 때, 체중계 숫자만을 보는 것이 아니라, 체지방량을 줄여야 하는 이유이다. 체성분 검사를 통해 체지방량, 내장지방 단면적을 체크하며 다이어트를 하자.

체지방은 위치에 따라 피부 아래에 있는 피하지방과, 주요 장기를 둘러싸고 있는 내장지방으로 나뉜다. 피하지방과 내장지방의 기본적인 역할은 동일하다. 하지만 건강에 미치는 영향에는 큰 차이가 있다.

내장지방은 과일상자 속에 있는 완충재처럼 간, 신장, 소장과 같은 장기들을 둘러싸서 보호하는 역할을 한다. 깊숙히 존재하기에 밖으로 드러나지 않는다. 따라서 내장지방의 비율이 많아도 겉으로는 날씬해 보일 수 있다.

하지만 내장지방은 인슐린 저항성을 유발하고, 사이토카인이나 아디포카인과 같이 염증 물질을 분비하기 때문에 대사적으로 건강에 해로운 지방이다. 실제로 내장지방이 많을수록 대사질환의 위험성이 높아진다. 다행히도 내장 지방은 중심 혈관에 가까이 있어서 혈액 공급과 대사가 활발하다는 장점이 있다.

피하지방은 피부를 꼬집었을 때 잡히는 '미운 살'이 바로 그것이다. 없애고 싶은 살이지만 인체에는 꼭 필요한 성분이다. 체온 조절뿐만 아니라, 피부의 탄력과 유수분 밸런스를 조절해 주름을 완화해주기 때문이다.

또한 피하지방에서 분비되는 아디포넥틴은 항염증, 항노화, 인슐린 저항성 개선, 혈관 건강을 유지하는 긍정적인 호르몬이다. 피하지방이 너무 적으면 이러한 호르몬 분비가 감소하여 인슐린 저항성 증가, 혈당 조절 능력 저하, 체지방 축적 촉진 등의 부정적인 대사 변화를 초래할 수 있다는 연구 결과가 있을 정도이다.

이렇게 피하지방이 체내에 꼭 필요하지만, 문제는 중심 혈관과 먼 부위에 축적되어 혈액 공급이 적고 대사 활동이 느리다는 것이다.

엄지한의원에서는 엄지리포(지방분해 약침)라는 시술을 통해 피하 지방 조직에 지방 분해를 촉진시키는 천연물을 주입하는 방법으로 피하지방의 제거를 돕는다.

결국 체지방에서 피하지방은 적당히, 내장지방은 적을수록 좋다.

그러나 이 둘을 구분해 다이어트 할 방법은 없다. 다만 다이어트 를 했을 때 두 지방의 감량 속도에는 차이가 있다.

다이어트를 하면 누가 더 빨리 빠질까?

다행히도 정답은 내장지방이다. 내장지방은 장기 주변에 쌓이기 때문에 대사적으로 더 활발한 위치에 있다. 그래서 피하지방에 비해 더 빨리 에너지원으로 사용된다.

피하지방과 내장지방을 단순히 나쁜 지방과 착한 지방이라 할 수 없다. 왜냐하면 둘 다 과도하게 축적되었을 때는 건강에 부정적인 영향을 미치기 때문이다. 따라서 다이어트를 할 때 무지방, 저지방 식단을 고집하지 않아도 된다. 오히려 좋은 지방이라고 하는 오메가-3 지방산과 불포화 지방산 섭취는 아디포넥틴 분비를 증가시켜 다이어트에 도움이 된다.

엄지 원장의 슬림 처방전 20

삼겹살 마음 놓고 먹어도 된다

무수히 많은 호르몬 중에서도 다이어트 성공의 열쇠가 되는 호르몬이 몇 가지 있습니다. 그 중 하나가 "아디포넥틴"인데요. 아디포넥틴은 지방 세포에서 분비되는 호르몬의 일종으로, 지방을 연소시키는 기능이 있습니다.

운동을 하면 근육 속에 있는 효소가 활성화되고 이 효소는 체내의 당이나 지방을 연소시켜주는데, 아디포넥틴에는 운동 여부와 관계없이 AMP인산화효소를 활성화하는 기능이 있다고 밝혀졌습니다.

호르몬은 보통 우리의 의사와 상관 없이 우리가 모르는 사이에 체내 합성되기 때문에 셀프 컨트롤이 어렵지만 아디포넥틴은 식사를 통해 늘릴 수 있습니다.

■아디포넥틴 늘리는 방법

1) 마그네슘이 많이 들어 있는 식품을 섭취하세요. 마그네슘이 아디포넥틴 분비를 돕습니다.

- 두부, 아욱, 우엉, 메밀
- 깨, 울금, 아몬드, 땅콩, 호박씨
- 녹황색 채소, 코코라, 바나나
- 톳, 미역, 다시마 등

2) 아디포네틴 분비를 활성화시키는 향신료를 사용하세요.
- 생강: 진저롤 성분은 혈액 흐름을 좋아지게 해 대사를 활성화시킬 뿐만 아니라 지방세포가 비대해지는 것을 막습니다.
- 붉은 고추: 캡사이신 성분은 교감 신경을 활성화시켜 지방 연소 효과를 높여줍니다.

3) 아디포넥틴과 비슷한 성분인 '오모스틴'도 섭취해주면 좋아요.
체지방을 줄이면 아디포넥틴 수치가 높아지지만, 체지방을 줄여도 아디포넥틴 수치가 올라가지 않는 '저아디포넥틴혈증'인 사람들도 있기 때문입니다. 오모스틴은 식물에 함유되어 있는 피토케미컬 중 하나입니다.
- 토마토, 피망, 감자
- 포도, 체리, 키위
- 옥수수, 사과 등에 많아요.

이제 당당하게 삼겹살을 먹어도 됩니다. 단, 모든 지방이 그러하듯 적당하게 먹는 것이 중요합니다.

특정 부위의 지방이 고민이라면

엄지원장 진료실을 찾은 기상캐스터 유하경 님(33세). 키를 기준으로한 BMI지수를 겉으로 봤을 때 마른 체형이다. 하지만 유하경 님의 고민은 기상캐스터 직업 상 카메라에 골반과 허벅지가 잡히는 것이었다. 허벅지를 가녀리게 하고 싶어서 하루에 한 끼만 먹는 극단적인 다이어트를 했고, 결과는 마른 비만이 되었다. 쉽게 짜증이 나고 예민해지면서 피부 트러블까지 잦았다. 하루 한 끼만 먹으니 더 이상 음식을 줄일 수는 없는데 허벅지 사이즈는 줄여야 하니 애가 탄다.

엄지한의원에는 아나운서, 기상캐스터, 쇼호스트, 아이돌 연습생 등 카메라 앞에 서야 하는 직업군의 환자들이 종종 방문한다. 그들 중 많은 사람들이 카메라에 날씬하게 비춰지기 위해 극단적인 다이어트를 한다. 몸이 망가질 만큼 비쩍 말랐는데, 여전히 특정 부위에 자신만의 고민이 남아 있다. '빈대 잡으려다 초가삼간 다 태운다'는 말처럼, 특정 부위를 빼기 위해, 몸 전체를 말라깽이로 만드는 안타까운 상황인 것이다.

SNS에서 조회수 높은 인기 콘텐츠 중에 '뱃살 빼는 운동', '허벅지 사이즈 줄이기', '가녀린 종아리 만들기' 같은 것들이 있다. 과연 이 영상을 보고 따라하면 특정 부위의 지방이 줄어들까?

애석하게도 그렇지 않다. 특정 부위를 집중적으로 운동한다고 해서 그곳의 지방만 빠지지는 않는다. 우리 몸의 지방은 신체 전반에 고루 분포되어 있어서 감소할 때도 특정 부위에 국한되지 않기 때문이다. 따라서 팔뚝 살, 뱃살, 허벅지살 등 특정 부위를 겨냥한 운동으로 지방을 감량하는 것은 기대한 만큼의 효과를 얻기 어렵다.

그렇다면 특정 부위의 지방이 신경 쓰일 때는 어떻게 해야 할까?

너무도 뻔한 애기같이 들리겠지만, 방법은 전신의 '체지방은 줄이고, 근육량은 높이는' 다이어트가 이루어져야 한다. 그 후에도 여전히 신경 쓰이는 부위가 있다면, 그 부위를 효과적으로 개선할 방법이 있다. 바로 해당 부위에 직접적으로 시술을 진행하는 것이다.

지방에는 피하지방과 내장지방이 있다. 내장지방은 혈관이 풍부하게 분포되어 있어 식단 조절과 운동을 통해 감소시키기가 상대적으로 쉽다. 반면 피하지방은 혈관 분포가 적고, 대사 활동이 느려 쉽게 줄어들지 않는다.

외모적으로 신경이 쓰인다고 하는 부위의 살은 대부분 피하지방이다. 피하지방의 경우는 운동과 식이요법만으로 줄이는 데 한계가 있다. 이럴 때 효과적인 방법이 바로 지방분해 시술이다.

지방분해 시술에는 다양한 종류가 있다. 그중에서도 안정성과 효과가 증명된 지방분해 약침과 매선 요법이 효과적이다.

■엄지리포: 지방분해 약침

피하지방층에 체지방 분해 효과가 입증된 한약재 천연물을 약침 방식으로 자입하는 시술이다. 체지방 분해를 돕는 한약 추출물이 해당 부위의 지방세포를 분해하여 체외로 배출될 수 있도록 돕기 때문에 특정 부위의 사이즈를 집중적으로 줄일 수 있다.

엄지한의원에서 시술하는 '엄지리포'는 현재 경희대학교 한의학과 본초학실을 통해 논문을 준비 중이다. 마른 체형을 가진 연예인들에게는 다이어트 한약 복용보다는 '엄지리포' 시술만으로 몸매라인을 관리하도록 추천하고 있다.

또한 체성분을 분석했을 때, 내장지방 단면적 대비 피하지방 비율이 높은 환자들에게도 보다 효과적인 체지방률 감소를 위해 엄지리포를 시술한다. 건강한 다이어트란 감량하는 체중의 70% 이상이 체지방 감소로 이루어지기 때문이다.

■매선 요법

매선 요법 역시 피하지방을 줄이는 데 도움이 된다. 매선은 묻을 매(埋)+실(線) 선을 합해 부르는 말이다. PDO(Polydioxanone)라고 하는 수술 후 봉합사로 사용되는 실을 이용해 피하지방층을 자극하는 방식이다.

처음에는 안면마비 환자 치료용으로 개발되었다. 안면근육에 침자극을 계속적으로 주기 위해 개발하였는데, 매선을 자입한 한쪽만 피부 탄력이 좋아지고 리프팅 효과가 부수적으로 나타났다. 이를 피부과 성형외과에서는 '실리프팅'이라고 하여 미용 시술에 응용하고 있다.

현재 의료 광고법상 한의사는 '매선'이라는 용어를 쓰게 되어 있고, 양의사는 '실 리프팅'이라고 표현하도록 구분 짓고 있다.

매선은 얼굴이든 복부, 허벅지, 팔뚝이든 시술자의 테크닉이 필요하다. 매선을 피부 아래 피하지방층에 제대로 자입을 하면, 매선 자극에 의해 피하지방 분해가 효율적으로 이루어진다. 동시에 해당부위에 콜라겐이 형성되도록 돕기 때문에 출산의 경험이 있는 여성의 탄력 저하를 개선할 수 있다.

매선이 온전히 녹는 기간은 평균 6~8개월이다. 보통의 다이어트는 3~5개월 가령인데, 다이어트가 끝나도, 매선은 피하지방층을 끊임없이 자극하므로 요요 예방에도 도움이 된다.

매선 요법과 지방분해 약침은 각각의 장점을 갖고 있다. 이 두 가지를 병행할 경우 시너지 효과를 얻을 수 있다. 지방분해 약침으로 지방세포를 먼저 줄이고, 매선 요법으로 해당 부위를 자극하며 피부의 탄력을 높이면 더 빠르고 눈에 띄는 변화를 경험할 수 있다. 물론 이러한 시술은 개인의 상태와 목표에 따라 적절히 조정되어야 한다. 따라서 전문가와의 상담을 통해 자신에게 맞는 시술 부위와 횟수 등의 계획을 세우는 것이 중요하다.

하지만 이러한 시술은 어디까지나 보조적인 수단일 뿐이다. 건강한 생활 습관을 유지하며 실천하는 것이 무엇보다 중요하다.

시술을 통해 일시적인 효과를 얻었다 하더라도, 생활적인 개선이 되지 않으면 요요가 오고 해당 부위에 다시 지방이 축적될 수 있다. 또 전체적인 체지방의 감소가 이루어지지 않은 채 부분적인 시술만으로는 원하는 만큼의 효과를 보기 힘들 수 있다. 그러므로 꼭 다이어트를 병행하며 시술을 진행하길 바란다.

엄지 원장의 슬림 처방전 21

내장지방 빼는 식단 & 운동법

내장지방은 주로 위, 장, 간 주변에 쌓이는 지방입니다. 특히 여성들의 경우, 내장지방의 축적이 활발합니다. 내장지방은 심혈관 문제나 심장마비의 원인이 될 수 있기 때문에 관리를 꼭 해줘야 합니다. 식단과 간단한 운동으로도 내장지방을 없앨 수 있습니다.

■식단관리

1. 단순 탄수화물, 정제 탄수화물이 든 음식을 최대한 피해주세요.
(과자, 아이스크림, 튀김, 피자, 치킨, 인스턴트 식품 등 밖에서 사 먹을 수 있는 음식들)

2. 유산균 식품도 같이 섭취해서 장내 유해 세균을 줄이고, 유익균을 늘려주세요.

3. 금주 하는 것도 권장됩니다. 술에 든 알코올은 그 자체로도 칼로리가 7kcal/g로 높을 뿐만 아니라 식욕을 증가시키는 신경을 자극하기 때문에 술을 곁들이면 평소보다 더 많이 먹게 됩니다.

4. 삼겹살 구이는 피해야 하는 음식이 아닙니다. 지방 함유량이 높긴 하지만, 소금이나 후추로 간단히 간을 해주고 상추/나물/밥 소량 정도와 같이 먹으면 칼로리도 그다지 높지 않습니다.

■ 간단한 운동

유산소 운동이 가장 효과적입니다.

약간 배고픈 상태에서 유산소 운동을 하는 게 좋습니다. 그렇다고 공복 상태를 말하는 게 아니라 과일주스나 선식 등을 소량이라도 먹은 후에 운동해주세요. 그 외 다음과 같은 운동도 추천합니다.

* 자전거 타기
* 걷기
* 달리기
* 줌바 댄스
* 에어로빅

식단에 조금만 신경 써주시고, 퇴근하거나 혹은 저녁에 쉴 때 30분 정도만 간단한 유산소 운동을 해주세요.

가임기와 갱년기,
생애주기별 다이어트 방법이 다르다

저녁식사를 일찌감치 마쳤다. 그럼에도 자꾸 냉장고 문을 열게 된다. 다리가 붓고 무거워지는 느낌이다. 달력을 보니 생리 예정일이 일주일도 채 남지 않았다. 어김없이 밤마다 억누르기 힘든 식욕이 몰려온다. 다이어트 한의사임에도 불구하고, 나도 호르몬 흐름에 휘둘리는 여자이다. 머리로는 아는데, 몸과 마음이 별개로 움직인다. 그러나 곧 다가올 다이어트 황금기를 생각하며 다시 마음을 다잡는다.

여성의 몸은 남성과 달리 호르몬이라는 특별한 리듬 속에서 움직인다. 대부분의 여성은 생리전 증후군(PMS Premenstrual Syndrome)을 겪는다. 식욕이 오르고, 몸은 붓고, 감정은 예민해지며 살이 찐다. 그러나 안타깝게도 대부분 생리주기를 무시한 채 무작정 다이어트를 한다. 생리 주기의 비밀을 안다면, 더 효과적인 다이어트를 할 수 있다.

생리주기를 이용한 '황금기 다이어트'는 여성 호르몬의 변화와 관련된 연구가 활발해지면서 등장하였다. 처음에는 운동 선수들의 경기력 향상에 활용되었으나, 2000년대 들어 다이어트에도 적용되기 시작하였다.

생리 주기 4단계					
주기	배란 전			배란 후	
난소 주기	난포기(Follicular phase)		배란기 (Ovulation) 14일	황체기(Luteal phase)	
자궁 주기	생리기 (Period) 1~5일	증식기 (Proliferative phase) 6~13일		분비기 (Seretory phase) 15~28일	
		다이어트 황금기			다이어트 위기

월경(月經)은 한자로 '달마다 생기는 주기'라는 뜻으로, 세부적으로 4단계가 일정하게 반복된다. 각 단계마다 에스트로겐과 프로게스테론이 다르게 작용해 신체에 영향을 준다.

결론부터 얘기하자면 증식기, 생리가 끝난 직후부터 배란 전까지가 바로 '다이어트 황금기'이다. 증식기에는 에스트로겐 분비량이 늘어난다. 에스트로겐은 체지방 연소를 높이고, 에너지 소비와 대사활동을 촉진한다. 또한 포만감을 느끼게 하는 렙틴의 활성도를 높이면서, 혈당을 안정화 시킨다.

증식기에 다이어트 강도를 높이면, 체중 감량 속도 또한 높아진다. 또한 세로토닌과 도파민의 분비가 촉진되어 컨디션과 기분이 좋아진다. 근육의 회복과 합성도 촉진되므로 운동 효과도 극대화된다. 따라서 증식기는 노력 대비 다이어트 성과를 가장 크게 볼 수 있는 황금기인 셈이다.

반대로 살이 찌는 시기는 분비기, 생리 하기 1주일 전의 시기이다. 이 시기에는 프로게스테론이 분비되어, 혹시 모를 임신에 대비해 자궁 내벽을 두껍게 유지하도록 신체 변화를 일으킨다. 이 과정에서 식욕이 증가하고, 나트륨과 수분을 붙잡아 몸을 붓게 만든다. 또한 프로게스테론은 지방 분해 효소를 억제해 지방 축적을 유도한다. 따라서 평소보다 컨디션과 의욕이 떨어지기 때문에, 운동보다는 스트레칭으로 몸의 순환을 돕고, 충분한 수분 섭취로 부종을 예방하는 것이 좋다.

이 시기 다이어트의 목표는 체중 감량보다는 체중 유지로 설정하는 것이 바람직하다. 아무리 노력을 해도 체중이 꼼짝하지 않게 되면, '에잇~ 다이어트 안해. 먹을래!' 하면서 폭식, 야식의 빨간불이 켜지는 시기이다. 다이어트 포기를 막는 차선책으로, '체중 유지'만 하면서 이 고비를 넘어가자.

사람마다 월경 주기가 다르기 때문에, 마지막 월경일(LMP)를 기준으로 주기를 계산해야 한다. 전체 월경 주기에서 황체기일을 제

외한 나머지가 난포기이며, 이 중 생리 기간을 뺀 기간이 황금기에 해당한다. 예를 들어 월경 주기가 28일이고 월경을 5일간 했다면, 월경 직후부터 9일 정도가 황금기이다. 만약 월경 주기가 짧거나 길어도 황체기는 14일로 비교적 일정하다. 따라서 주기가 짧을수록 황금기는 짧아지고, 주기가 길수록 길어진다.

월경 주기를 이용한 다이어트는, 여성 몸의 변화를 이용한 효율적인 다이어트 방법 중 하나이다. 하지만 다낭성 난소 증후군이나 생리 불순 등 월경 주기에 문제가 있다면 이를 활용할 수 없다. 이런 경우에는 먼저 규칙적인 생리 주기를 찾을 수 있도록 치료가 병행되어야 다이어트에 속도를 낼 수 있다.

생리주기에 따라 필요한 영양소가 달라진다. 마그네슘과 비타민 B6, 칼슘은 PMS 증상을 완화하는데 도움이 된다.

월경기(생리 기간) 동안에는 혈액 손실로 인한 철분 결핍을 막기 위해 철분이 풍부한 음식을 섭취하는 것이 좋다. 연구에 따르면 철분 보충은 월경 중 피로와 집중력 저하를 개선하는 데 도움이 된다. 또 비타민 C가 철분의 흡수를 촉진하므로 비타민 C가 함유된 식품을 함께 섭취하는 것이 좋다. 생리가 끝난 후에는 엽산, 비타민 E, 아연, 오메가-3 등의 영양소가 들어있는 식품이 세포 성장과 재생, 호르몬 균형을 유지하는데 도움이 된다.

우리의 몸은 호르몬이라는 시스템으로 정교하게 조율되어 있다. 이를 모르면 한없이 답답한 상황이 반복되고, 잘 이해한다면 다이어트 과정에 유용하게 활용할 수 있다. 다이어트가 평생의 숙제인 여성이라면 다이어트와 생리 주기의 관계를 반드시 알아두어야 한다.

가임기 여성에게 생리 주기를 이용한 다이어트는 특별한 혜택이다. 그러나 갱년기에 접어들면 매달 반복되던 호르몬 변화가 사라진다. 당연히 다이어트에 접근하는 방식도 달라져야 한다.

갱년기 이후에는 난소 기능 저하로 에스트로겐 분비가 불규칙해지고, 프로게스테론 수치도 낮아진다. 이후 완경에 접어들어 난소 기능이 완전히 멈추면 에스트로겐과 프로게스테론 분비가 모두 사라진다.

에스트로겐은 부신과 지방조직에서 소량 분비 되지만 그 수치가 낮다. 이로 인해 복부와 내장에 지방이 축적되기 쉬워진다. 이는 미용상 문제를 넘어서 대사 증후군과 심혈관 질환의 위험을 높인다. 또한 에스트로겐 감소는 골밀도 저하, 인슐린 민감도 저하, 감정 기복 심화 등으로 다이어트를 어렵게 만든다.

따라서 갱년기 이후의 다이어트는 근육량 보존, 혈당 안정화, 건강한 식습관 유지에 초점이 맞춰져야 한다.

완경이 된 이후, 다이어트에 속도를 내기는 어렵다. 하지만 호르몬 변화가 적어 몸 컨디션이 안정적이므로 꾸준한 다이어트를 이어갈 수 있다. 특히 가임기에 있던 충동적인 식욕 증가와 부종으로 인한 더딘 체중 변화 현상이 없으므로 스트레스가 덜하다. 대신 불면, 식은땀, 얼굴 화끈거림 등 개인에 따라 갱년기 증상이 다양하므로 이에 대한 치료와 병행하여 꾸준히 체중 감량을 시도해야 한다.

다이어트는 연령이나 생애 주기와 상관없이 자기 관리의 의미로서 매우 중요하다. 젊어서 몸매를 아름답게 가꾸기 위한 일시적인 관리가 아니라 전 생애를 통해 꾸준히 해나가야 하는 건강 관리인 것이다.

연령과 생애 주기에 나타나는 신체적 특징과 변화를 이해한다면 훨씬 더 쉽고 효과적인 다이어트를 실행할 수 있다.

다이어트 보조식품의 진실과 오해

누구나 한 번쯤 '살 빠지는 음식' '살 빼는 보조식품' 등을 검색해 본 적이 있을 것이다. 사실은 도움이 되는 것을 챙겨 먹는 것보다 해로운 것을 먹지 않는 것이 시간적, 경제적으로 이득인데도 말이다.

엄지한의원을 찾는 분들 또한 수많은 다이어트 보조제, 식욕 억제제의 경험이 많았다. 다이어트에 실패하는 것을 넘어, 근육 손실이나 무월경, 피부 알러지와 같은 부작용으로 고통받는 경우 참 안타깝다. 잘못된 다이어트로 망가진 몸을 회복시킨 후에야 본격적인 다이어트 처방이 들어가므로 기간이 더 길어질 수밖에 없다.

다이어트 보조식품, 제로 칼로리 제품, 단백질 보충제 등 수많은 다이어트 상품에는 진실과 오해가 숨겨져 있다. 아이러니하게도, 다이어트 시장은 날로 커지는데 비만 인구가 줄기는커녕 계속 늘어나고 있는 실정이다. 이것만으로도 다이어트 보조식품의 효과가 없거나 미미하다는 것을 증명하는 것 아닐까 싶다.

다이어트 보조식품은 이름 그대로 보조적인 수단일 뿐이다. 체지방 감소, 식욕 억제, 대사 촉진 등의 효과를 내세우며 마치 그것만으로도 체중 감량이 가능할 것처럼 광고하지만, 이는 대부분 과장된 표현이다. 해당하는 성분이 체지방을 분해하는 효과를 얻으려면 엄청난 양과 농도의 투여가 필요할 것이다. 또한 1회 분량으로 체지방 분해 효과가 입증된다면, '건강 보조 식품'이 아닌 '전문 의약품'으로 분류가 되었어야 한다. 실제로 많은 다이어트 보조식품은 효과가 불확실하거나, 개인의 생활 습관에 따라 그 효과가 크게 달라진다.

제로 칼로리 제품 역시 설탕 대신 인공 감미료를 사용하여 칼로리를 낮추었을 뿐, 건강 효과에 대해서는 아직 명확히 규명되지 않았다.

WHO는 대체당 인공감미료를 사용하는 것이 장기적으로 봤을 때는 체중 조절에 큰 효과가 없다고 보고하였다. 우리의 미각 세포는 '단 맛'을 느끼는데, 혈당이 오르지 않은채 인슐린이 분비된다면, 인슐린 저항성은 더 크게 나타날 수 밖에 없다. 오히려 대체당의 섭취는 장내미생물에 부정적인 영향을 미칠 수 있다는 연구 결과도 있다.

단백질 보충제는 근육을 형성하거나 운동 후 회복을 돕는 목적으로 많이 사용되지만, 이 역시 무조건 신뢰해서는 안 된다. 단백질 보충제의 효과를 최대화하기 위해서는 적절한 운동과 균형 잡힌 식단이 필수적이기 때문이다.

단백질을 과도하게 섭취하면 신장에 부담을 줄 수 있다. 또한 단백질 보충제는 칼로리가 생각보다 높아 식사를 할 때보다 칼로리 섭취가 더 높을 수도 있다. 단백질 보충제가 마치 만능인 것처럼, 먹기만 하면 근육이 생기는 것으로 광고하지만, 실제로는 부작용이나 한계도 존재함을 인지해야 한다.

보조식품을 먹고 있다는 심리적 안도감은 결국 과식으로 이어지고, 체중 감량에 실패하게 된다. 게다가 식사를 줄이면서 다이어트 간식을 먹는 경우가 많은데, 이렇게 되면 하루 동안 음식을 섭취하는 시간이 길어지게 된다. 이는 인슐린 분비를 계속 자극하여 인슐린 저항성을 높이는 위험을 초래한다. 인슐린 저항성이 증가하면 체내에 지방이 더 쉽게 축적되며, 다이어트는 점점 더 어려워진다.

다이어트 보조식품의 효과를 맹신하고, 이를 통해 빠른 체중 감량을 기대하는 것은 매우 위험하다. 다이어트는 단기간에 끝낼 수 있는 프로젝트가 아니다. 건강한 생활 습관을 형성하고 지속하는 과정이다. 보조식품에 의존하기보다 균형 잡힌 식단과 숙면을 돕고, 꾸준히 적절한 운동을 병행하는 것이 중요하다. 세상살이가 다 그렇듯 다이어트도 근본과 정석을 따르는 방법이 답답해 보여도 늘 정답이란 것을 잊지 말아야 한다.

체중 감량은 결코 쉬운 과정이 아니다. 하지만 올바른 방법으로 접근한다면 건강을 해치지 않으면서도 체중을 줄일 수 있다. 보조

식품에 의존하기보다는 자신의 생활 습관을 개선하고, 꾸준한 노력을 기울이는 것이야말로 가장 확실한 다이어트 방법이다.

결국, 진정한 다이어트의 성공은 숫자로 나타나는 체중 감소가 아니다. 몸과 마음의 건강을 통해 균형 잡힌 삶을 유지하는 데 있다.

다리뼈가 골절 되었을 때 사용하는 목발은 걷기 위한 보조수단일 뿐이다. 목발을 짚고서는 멀리 오래 걸을 수 없을뿐더러 뛰는 것은 거의 불가능하다. 결국에는 내 두 다리로 걸어야 뛸 수도 있다.

다이어트 보조식품은 목발과 같다. 결국 내 스스로의 건강한 생활 습관이 결국에는 나를 뛸 수 있는 건강한 몸으로 만들어줄 것이다.

가족이 함께하면
다이어트 성공률 높아진다

　이번에는 기필코 성공하리라, 다짐하며 다이어트를 시작한다. 남편 혹은 아내가 옆에서 밤늦게 라면을 끓이거나 수시로 패스트푸드를 시켜 먹는다. 결국 '한 젓가락만, 닭다리 한 개만' 하며 동참하게 된다. 유혹을 끊는 것이 쉽지 않다. 격려는커녕 오히려 훼방을 받는 기분이 들어 스트레스가 쌓인다.

　이처럼 가족 때문에 다이어트가 힘들다고 하소연하는 이들이 있다. 한편 가족이 잘 도와주고 같이 다이어트에 동참해 좋은 성과를 얻는 경우도 있다.

　보통 엄마가 다이어트를 결심하고 엄지한의원에 왔다가 몸이 건강해지면, 소아비만인 자녀와 복부 비만인 남편까지 데리고 오는 경우가 많다. 혹은 딸이 먼저 시작했다가 부모가 함께 내원하기도 한다.

　가족이 함께 다이어트를 하면 성공할 확률이 높아진다. 다이어트는 더 이상 혼자만의 외로운 싸움이 아니다. 서로를 응원하고 지지

하면 더 높은 성공률을 보인다. 그 결과, 온 가족이 성공적인 체중 감량과 건강한 생활 습관으로 활기찬 공동체를 만들어 갈 수 있다.

네덜란드 암스테르담 응용과학대학 연구팀은 심장마비를 겪은 환자 411명을 대상으로 1년간 운동과 식단 조절을 통한 체중 감량 프로그램을 진행했다. 파트너와 함께 다이어트를 한 그룹은 그렇지 않은 그룹보다 체중 감량에 성공할 확률이 2.7배 높았다. 이 연구는 다이어트를 혼자 하는 것보다 누군가와 함께하는 것이 더욱 효과적이라는 것을 보여준다. 함께 다이어트를 할 때 서로에게 동기 부여는 물론 더 강한 유대감을 갖게 하기 때문이다.

미국 펜실베이니아 피츠버그 대학의 연구에서도 비슷한 연구 결과를 보였다. 친구와 함께 다이어트를 한 사람들은 프로그램 완료 후 4~10개월 동안 체중 감량 상태를 유지할 가능성이 66%였다. 반면 홀로 다이어트를 한 사람들은 24%에 불과했다. 약 3배의 차이를 보인 셈이었다. 이 연구에 의하면, 감량한 체중을 유지하는 데에도 함께 하는 다이어트가 효과적이다. 다이어트는 단기적인 체중 감량이 아닌 장기적인 생활 습관의 개선이 목표이므로 함께 하는 사람의 존재가 큰 차이를 만든다.

다이어트를 할 때 가장 큰 어려움 중 하나는 지속성이다. 강한 의지로 시작할지라도 시간이 지남에 따라 동기 부여가 떨어지고, 포기하게 되는 경우가 많다. 하지만 가족이 함께 다이어트를 한다면

서로의 존재가 자연스럽게 동기 부여가 되어준다. 서로를 이끌어주며 꾸준히 다이어트를 이어갈 수 있다.

식습관 개선에도 영향을 미친다. 가족 구성원 모두 건강한 식단을 지향하면 식단 관리가 훨씬 쉬워진다. 가족이 함께 건강한 재료로 요리를 하면, 자연스럽게 고칼로리 음식이나 패스트푸드의 섭취를 줄일 수 있다. 혼자 건강한 식단을 마련했다고 해도 가족이 먹는 음식에 유혹될 수도 있고, 혼자이기에 대충 먹게 되는 경우가 많다. 그러나 가족들이 다 같이 건강하게 먹는다면 훨씬 풍성하고 다양한 요리를 즐겁게 먹을 수 있다.

이렇듯 가족과 함께하는 다이어트는 단순히 체중 감량의 성공률을 높이는 점에 그치지 않는다. 전반적인 생활 습관의 개선에도 큰 도움이 된다. 더불어 가족이 함께 건강한 식습관을 유지하고 규칙적인 운동을 하게 되면, 체중 감량은 물론 가족 전체의 건강을 증진시키는 효과를 가져온다.

특히 부모가 건강한 다이어트를 실천하는 모습을 자녀에게 보인다면, 자녀도 자연스럽게 건강한 생활 습관을 배우게 된다. 결국 자녀의 비만 예방에도 큰 도움이 된다. 다이어트 자체가 스트레스가 아닌 가족 간의 유대감을 높이는 활동이 될 수 있는 것이다. 이러한 긍정적인 경험은 다이어트를 장기적으로 유지하는 데 중요한 역할을 한다.

'혼자 가면 빨리 가지만 함께 가면 멀리 간다'는 말처럼, 가족과 함께라면 다이어트의 어려움도 덜고, 장기적으로 건강한 몸과 마음을 유지할 수 있을 것이다. 그러므로 다이어트를 결심했다면, 가족과 함께 도전해 보기를 권한다. 함께하는 다이어트는 개인의 성공을 넘어, 가족 전체의 건강과 행복을 만들어나가는 길이 될 것이다.

엄지 원장의 슬림 처방전 22

노래만 해도 살 빠진다

다이어트 중인데 저녁 약속 자리에서 너무 많은 음식을 먹었네요. 이럴 때 빨리 칼로리를 소모시키고 싶다면, 노래를 부르러 노래방에 가면 좋습니다. 노래는 최대 1곡당 100kcal를 소모합니다. 30분 동안 부르면 300~400kcal를 소모할 수 있죠.

칼로리를 계산해보면

■노래 1시간 부르기= 45분 런닝 뛰는 것= 5km 걷는 효과가 있답니다. 노래 부르는 중간중간에 물까지 마셔주면 신진대사를 활성화시켜 더 큰 다이어트 효과를 얻을 수 있어요.

고음의 빠른 템포 노래를, 춤을 추며 부르면 다이어트에 도움이 되고요. 노래를 부르면 스트레스까지 풀리니 1석 2조의 효과를 볼 수 있습니다.

엄지 원장의 지속가능 다이어트

다이어트 중기
완주하는 전략

진짜 정체기, 가짜 정체기를 판별하라

"체중계 숫자, 숫자일 뿐이에요", "체중계 숫자만 보지 마세요"라고 말하는 엄지원장도 매일 아침 루틴 중 하나가 공복 체중을 재는 것이다. 그것도 올 누드로……. 조금이라도 무게를 올리지 않겠다는 굳은 신념이라고나 할까. 발가벗고 체중계에 올라설 정도의 신념이라면 어젯밤 군것질을 하지 말았어야 하는데, 그건 또 쉽지 않다.

"체중계 숫자에 집착하지 마세요"라고 말할 때는 환자가 '건강한 다이어트의 원칙'을 지키고 있을 때 해당되는 말이다. 12시 이전에 취침해서 7시간의 숙면을 취하고, 4시간 간격으로 음식을 먹고, 하루에 2리터 이상의 수분을 섭취할 때 적용된다. 내가 체중계 숫자를 올릴 행동을 하지 않았는데 올랐다면, 일희일비 하지 않는 것이 좋다는 말이다. 일시적인 증상일 뿐이니까 말이다.

사실은 반대인 경우가 더 많다. 체중계 숫자를 올리는 행동, 저녁 모임이 있었다거나 야식을 먹은 경우, 밤에 늦게 자서 일어나 보니 너무 피곤한 경우, 전날 끊임없이 야금야금 간식을 먹었고, 식사를 불규칙하게 했을 경우에는 체중계 숫자에 집착을 해야만 한다. 분명한 이유가 있는데도 '에이~ 괜찮아, 내일 되면 다시 빠질 거야' 라는 안일한 마음을 먹어서는 안 된다.

다이어트를 하다 보면, 체중계 숫자가 꿈쩍도 하지 않는 정체기가 분명히 온다. 그러나 정체기는 다이어트의 과정일 뿐이다. 전화위복이란 말처럼 정체기를 슬기롭게 극복하면 원하는 목표에 더 빠르게 도달할 수 있다.

이런 다이어트 정체기, 그 정체기가 진짜인지 가짜인지, 또 각각 해결법은 무엇인지에 대해 얘기해 보기로 하자.

진짜 정체기는 근육과 체지방의 변화가 '진짜' 없는 정체 상태를 말한다.

체중이 감소하면 대사가 활발했던 근육과 같은 조직의 양이 줄어들면서 기초 대사량 역시 줄어든다. 기초 대사량은 전체 대사량의 대부분을 차지하므로 곧 전체 대사량 감소로 이어진다. 또한 몸은 적은 에너지로도 생활할 수 있도록 대사량을 줄인다. 다시 말해, 다이어트로 감소한 대사량에 적응한 몸은 적은 에너지를 가지고도 동일한 일을 수행할 수 있게 되는 것이다. 이를 '대사 적응(Adaptive Thermogenesis)'이라고 한다.

대사 적응이 일어나면 운동을 하더라도 에너지 소비가 크지 않다.

그래서 지방이나 글리코겐 같은 저장된 에너지원에서 에너지를 끌어오지 않기 때문에 체중이 제자리를 맴돌게 된다.

대사 적응의 심각한 문제는, 감소한 체중보다 훨씬 더 많은 에너지를 절약해버리는 것이다. 미래에 생길지도 모를 체중 감소에 대비하여 에너지를 더 많이 아끼려고 한다. 이 때문에 체중이 쉽게 변하지 않는 것이다.

몸의 이러한 작용을 모른 채 정체기를 맞이한다면, 변하지 않는 체중계 숫자에 낙담해 다이어트를 포기하게 된다. 다이어트를 끝내도, 몸 속 에너지 대사가 다시 증가하지 않는다. 당연히 요요가 올 수 밖에 없고, 살찌는 몸으로 만들어 놨기 때문에 다이어트에 도전하면 할수록 체중 줄이기는 더 힘들게 된다.

진짜 정체기의 또 다른 이유로 호르몬의 변화를 꼽을 수 있다.

체중이 감소하면 에너지가 부족하다는 신호가 전달되면서 호르몬에도 변화가 생긴다. 인슐린, 테스토스테론, 갑상선호르몬(T3) 수치가 감소하면서, 몸은 에너지를 보존하고 음식 섭취를 증가시키는 방향으로 작용하게 된다. 대사 적응과 마찬가지로 다이어트를 중단하더라도 이러한 호르몬 변화는 쉽게 돌아오지 않아 체중이 다시 증가할 가능성이 커진다.

진짜 정체기를 극복하기 위해서, 엄지 원장은 맞춤한약 특히 보약재 위주로 에너지 대사율을 높인다. 시들시들해져가는 화분에 영양 가득한 거름을 충분히 주는 것처럼, 보약은 호르몬을 회복하는 데 도움이 된다.

셀프 다이어트를 하는 경우, 진짜 정체기를 극복하기 위해서는 평소에 하지 않던 시도를 통해 몸에 자극을 주는 것도 방법이 된다. 예를 들어 매일 아침 요거트와 과일을 먹었다면 일반 식사로 바꾸어 보거나, 하루에 두 끼를 먹었다면 동일한 분량의 음식을 세 끼로 나누어 먹는 방법이 있다. 운동의 경우 유산소 무산소 운동의 비율이나 강도를 바꿔본다거나, 아침 운동 시간을 저녁으로 바꾸거나, 운동의 횟수를 오히려 줄여보는 것도 방법이다.

고정된 패턴에 적응했던 몸이 자극을 받으면 정체기를 극복하는 데 도움이 된다. 또한 이러한 생활 변화는 체중 변화에 대한 불안을 덜어내는 효과가 있다. 하루를 정해 맘껏 식사하는 치팅데이도 비슷한 맥락이다. 사실 치팅데이의 핵심은 하루 양껏 먹고 다음날 운동의 강도를 엄청 올리는 것인데, 폭식의 합리화로 삼을 때가 많다. 또한 치팅데이는 한 번의 일탈로 끝나지 않을 가능성이 있기 때문에 권장하지는 않는다.

반면, 가짜 정체기는 수분 저류나 근육량 증가로 체중이 변하지 않는 상태이다. 수분 저류란 신체의 순환계나 조직, 흉강이나 복강 등의 구멍에 수분이 비정상적으로 축적되어 신체 기관이 붓는 현상을 말한다.

　대표적으로 생리 전 부종이 있다. 에스트로겐과 프로게스테론의 변화로 인해 체내 수분이 저류하면서 체중이 늘거나 정체 된다. 또한 운동, 수면 부족, 극심한 스트레스 등의 외부 요인으로 인해 코르티솔 수치가 증가하거나 저염식으로 알도스테론 수치가 높아진 경우, 수분 저류로 체중 변화가 나타나지 않을 수 있다. 운동으로 근육량이 증가하는 경우에도 체중이 정체되는 것처럼 보일 수 있다.

　진짜 정체기와 달리 가짜 정체기는 체성분 비율에 변화가 생기기 때문에 체성분 분석 검사로 확인할 수 있다. 하지만 체성분 비율의 변화가 뚜렷하지 않고 체중이 5~10% 정도 줄어든 이후라면 진짜 정체기일 가능성이 높다. 따라서 체중이 변하지 않는다면 체성분 분석 검사를 하거나 체중 변화를 확인하여 진짜 정체기인지 가짜 정체기인지 판별해야 한다.

　만약 가짜 정체기라면 생리 예정일, 수면 상태, 스트레스 상태, 식단의 구성 등 원인을 찾아 개선해 봐야 한다. 원인을 찾아 해결하는 것만으로도 정체기를 쉽게 극복할 수 있다.

　다이어트에 있어서 중요한 것은 포기하지 않는 것, 지속 가능한 다이어트여야만 한다. 다이어트 정체기일 때 포기하면 정체된 체중에서 멈추지 않는다. 요요로 인해 원점으로 돌아갈 확률이 높아진다는 점을 기억해야 한다.

다이어트 아침 식단

1. 계란

삶은 계란 두 알로 하루를 시작하면 포만감이 길게 지속되기 때문에 점심에 폭식하는 걸 막을 수 있습니다.

2. 연어

건강한 지방은 신진대사를 촉진하여 체중을 줄이는 데 도움이 됩니다. 오메가-3 지방산이 대표적이죠. 연어를 비롯해 고등어, 멸치, 꽁치 등의 등푸른 생선과 호두나 아몬드, 들기름에도 많이 들어 있습니다.

3. 코티지치즈

단백질은 식욕 촉진 호르몬의 분비를 억제하고 공복감을 완화합니다. 매일 몸무게 1kg당 1g의 단백질을 먹는 게 좋은데, 치즈 100g당 단백질이 11g 들어있습니다.

4. 플레인 요구르트

설탕, 과일 등 다른 것은 아무것도 넣지 않은 플레인 요구르트는 보통 170g에 단백질이 14~18g 들어있습니다. 칼슘과 프로바이오틱스도 풍부합니다. 견과류를 얹어서 먹으면 됩니다.

5. 땅콩버터

토스트나 오트밀을 먹을 때, 땅콩 등 견과류로 만든 버터를 곁들이는 게 좋습니다. 건강한 지방과 식물성 단백질이 포만감을 제공합니다.

다이어트 3개월 차부터
운동, 시작하세요

"어렵사리 다이어트를 시작했으니, 지금부터 한 달 동안은 운동을 쉬세요. 운동하면 안 됩니다."

엄지원장의 말에 '운동을 안 해도 된다니, 너무 신난다'고 생각하는 분이 있고, '그나마 운동을 해서 이 체중이라도 유지하는데 믿을 수 없어'라고 생각하는 분도 있을 것이다.

운동과 식단은 다이어트의 필수 요건이 맞다. 하지만 두 가지를 동시에 시작하면 다이어트 효율이 떨어진다.

다이어트 시작 단계에서는 식단 관리가 우선이다. 식단 관리는 규칙적인 식사 시간을 만들고, 천천히 씹어서 30분 이상의 식사 시간을 확보하는 것, 그리고 마지막으로 식단의 메뉴를 하나씩 바꿔보는 것이다.

먹고 싶은 음식, 소위 살찌는 음식(튀김, 과자, 빵, 초콜릿, 젤리 등)을 일절 끊는다면 다이어트를 오래 할 수 없다. 음식의 메뉴를 바꾸는 것은 식단 관리의 세 번째 단계임을 기억하자.

이렇게 다이어트를 2~3개월 진행했을 때 비로소 운동을 시작한다.

과체중인 상태로 운동을 하게 되면 체중 부하가 실린다. 척추에는 과체중의 2배, 무릎 발목 관절에는 3배가 실려 퇴행성 관절염을 가속화 시킨다. 또한 운동은 신진대사를 촉진함으로써, 식욕 또한 오르게 한다. 식단 관리가 어려워지므로 '건장한 비만인'이 될 뿐이다. 다이어트 초반, 운동을 제한하는 이유이다.

다이어트가 중반을 넘어가면 앞서 이야기했던, 더 이상 체중이 빠지지 않는 진짜 정체기가 온다. 바로 이때가 운동을 시작할 때이다.

다이어트 초기에 체중이 줄어드는 이유는 저장된 글리코겐과 수분의 감소가 원인이다. 중반 이후부터 체지방을 효과적으로 연소시키기 위해서는 추가적인 에너지 소비가 필요하다. 이때 적절한 운동은 대사율을 높이고 근육량을 유지하거나 증가시키는 데 도움을 준다.

근육량이 증가하면 기초 대사량이 높아져 다이어트의 지속 가능성이 커진다. 운동은 단순히 체중 감량을 위한 도구에 그치지 않는다. 운동은 수면의 질을 높여주며, 신체적 정신적 안정을 준다. 특히 운동은 '이성적 판단력'을 높인다.

잠깐 뇌 이야기를 해보자.

우리의 뇌에서 전두엽은 기억력, 사고력, 판단력을 담당한다. 편도체(Amygdala)는 아몬드 모양의 구조로, 스트레스에 반응하며 감정적 기억을 저장하는 곳이다.

전두엽의 앞 부분에 위치한 전 전두엽 피질(PFC prefrontal cortex)은 편도체와 상호 작용을 하며 감정을 조절하고 충동을 억제하는 역할을 한다. 이를 탑다운 조절(Top-down Regulation)이라고 한다.

운동을 하는 것은 전 전두엽을 활성화시킴으로써 충동적인 행동(과식, 폭식, 폭음, 야식 등)을 제어할 수 있는 능력을 키워준다.

운동의 강도가 높을수록, 운동을 오래 할수록, 땀을 많이 흘릴수록 체지방이 줄어든다는 의학적 근거는 아직 부족하다. 하지만 운동을 함으로써 자기 조절 능력과 이성적 판단력이 높아진다는 것은 뇌과학에서 증명된 바 있다.

따라서 운동은을 한다는 것은 단순히 살을 빼기 위한 수단이 아님을 꼭 기억하자. 살이 찌는 것은 스트레스의 결과물이며, 운동을 하는 것은 스트레스 면역력을 높이는 행위인 것이다.

그렇다면 공복 운동과 식후 운동 중 어느 것이 더 좋을까?

두 가지 모두 장단점이 있으므로, 자신의 목표와 생활 패턴에 맞게 선택하는 것이 중요하다.

공복 운동은 지방을 에너지원으로 사용하는 비율이 높아 체지방 감소에 효과적이다. 특히 아침에 공복 상태로 가벼운 유산소 운동을 하면 지방 연소를 촉진할 수 있다. 하지만 공복 상태에서 고강도 운동을 할 경우, 근육 분해가 발생할 위험이 있으므로 근육량이 적은 마른 비만의 경우는 피하는 것이 좋다. 어지럼증이나 피로도를 심하게 느낄 수도 있기 때문이다. 따라서 공복 운동으로는 저강도 유산소 운동이 적합하다.

식사 2시간 이후에 하는 운동은 고강도 운동이 적절하다. 이때는 에너지원이 충분히 공급되어 강도가 높은 운동을 수행할 수 있다. 근력 운동이나 고강도 인터벌 트레이닝(HIIT)과 같은 운동이 효과적이다. 또한 식후 운동은 혈당과 인슐린 수치를 안정시키는데 도움을 주므로 당뇨병이나 혈당 관리가 필요한 사람들에게 좋다.

다이어트를 위해 운동을 선택할 때 고려할 점이 있다. 성별에 따른 신체적 차이와 호르몬의 변화이다. 남성과 여성에게 적합한 운동을 구분해 보면 이러하다.

■ 남성에게 적합한 운동

1) 공복 운동: 남성은 테스토스테론 수치가 비교적 높아 공복 상태에서도 근육 분해 위험이 낮고 지방 연소 효과가 크다. 따라서 체지방 감소를 목표로 한다면 아침 공복에 가벼운 유산소 운동이나 고강도 인터벌 트레이닝(HIIT, High-Intensity Interval Training) 을 시도해 볼 수 있다.

2) 식후 운동: 근육량 증가와 체력 강화를 목표로 한다면 식사 후 1~2시간이 지난 후, 웨이트 트레이닝이나 고강도 운동이 효과적이다. 충분한 에너지원이 공급되어 강도 높은 운동을 수행할 수 있다.

■여성에게 적합한 운동

1) 공복 운동: 여성은 지방 산화를 잘 활용하는 신체적 특성이 있다. 따라서 공복 상태에서는 저강도 유산소 운동이 적합하다. 그러나 코르티솔(스트레스 호르몬) 수치가 과도하게 상승하지 않도록 시간과 강도를 조절해야 한다.

2) 식후 운동: 여성은 에스트로겐 감소 시기(보통 배란기 전~생리 시작 전)에 근육량 유지를 위한 근력 운동을 병행하는 것이 중요하다. 식후 1~2시간 후, 근력 운동이나 중강도 유산소 운동을 통해 체지방 감소와 근육 보존 효과를 동시에 얻을 수 있다.

■바쁜 직장인을 위한 운동법

현대인, 특히 바쁜 직장인에게 운동을 위해 별도의 시간을 내기란 쉽지 않다. 하지만 짧은 시간이라도 꾸준히 운동을 실천한다면 다이어트와 건강 유지에 큰 도움이 될 것이다. 직장인을 위한 효율적인 운동법을 소개한다.

1) 짧고 강렬한 운동: HIIT

고강도 인터벌 트레이닝(HIIT)은 짧은 시간 동안 고강도로 운동하고 잠시 휴식하는 방식으로 진행된다. 20~30분의 짧은 운동으로도 많은 칼로리를 소모할 수 있으며, 운동을 마친 후에도 대사율이 상승하는 효과가 있다. 칼로리를 많이 태우고 싶은데 시간은 부족한 직장인들도 점심시간이나 출퇴근 전후에 15~20분만 투자하면 충분히 원하는 효과를 얻을 수 있다.

2) 출퇴근 시간을 활용한 운동

출퇴근 시간을 활용하여 걷기나 자전거 타기와 같은 신체활동을 실천할 수 있다. 버스나 지하철을 이용할 경우 한두 정거장 전에 내려 걷고, 엘리베이터 대신 계단을 이용하는 것도 좋다.

워킹맘인 엄지 원장은 퇴근길 주차장에 주차를 하고, 아파트 산책로를 20분 정도 걷고 집에 올라간다. 오늘 하루 나만의 마무리 시간을 갖는 셈이다. 좋든 싫든 한의원에서 느꼈던 감정을 털고, 스위치를 바꾸어 '엄마 모드'를 장착하고 가족을 맞이하기 딱 좋은 코스이다.

3) 점심시간 산책

점심시간을 이용해 20~30분 정도 빠르게 걷는 것도 좋은 방법이다. 빠르게 걷기는 심혈관 건강에 좋을 뿐더러 스트레스를 해소하고 집중력을 높이는데 도움을 준다. 특히 식사 후 걷기는 인슐린 분비를 촉진함으로써 혈당을 낮추는데 효과적이다.

4) 집에서 할 수 있는 간단한 운동

집에서 하는 맨몸 운동으로도 충분히 효과를 얻을 수 있다. 스쿼트, 플랭크, 푸쉬업 등은 특별한 장비 없이도 가능한 효과적인 전신 운동이다. 하루 10~15분만이라도 꾸준히 하면 체력 증진에 큰 도움이 된다.

요즘은 유튜브에 워낙 좋은 운동법이 많이 소개되고 있다. 시간과 강도 등 본인에게 맞는 것을 찾아 활용할 수 있다.

운동을 처음 시작할 때는 주 1회 정도로 천천히 적응하는 것이 바람직하다. 한 달 정도 지나 점차 운동에 익숙해진다면, 주 2~3회 정도로 늘려본다. 무엇보다 자신의 체력 수준에 맞게 강도와 시간을 조절하는 것이 중요하다. 무리한 운동은 부상을 초래할 수 있으며, 이는 오히려 운동을 지속하는데 방해가 된다.

다이어트 중반부에 들어서면 운동은 선택이 아닌 필수가 된다. 공복 운동과 식후 2시간 운동 중 자신에게 맞는 방식을 선택하고, 바쁜 일상에서 실천 가능한 방법을 찾아 꾸준히 이어가자. 다시 한번 강조하지만 운동은 감정적 식사(스트레스로 과식, 야식, 과음을 하는 것)를 제어하고, 스트레스에 대한 면역력을 키워나가는 방법이기에 다이어트를 유지하기 위해서는 꼭 필요하다.

엄지 원장의 슬림 처방전 24 ♥

잠을 포기하고 운동하면 안 되는 이유

다이어트 하는 사람들이 하는 실수 중 하나는 '잠을 포기하고 운동하기' 또는 '잠자기 전에 운동하기'입니다. 하지만 다이어트 할 때 잠이 부족하면 안 됩니다.

수면 부족이 다이어트에 미치는 부정적인 영향, 뭐가 있을까요?

1. 식욕 증가

렙틴은 포만감을 느끼게 하는 호르몬입니다. 실험에 따르면 숙면을 취했을 때, 그렇지 않은 경우보다 1.5배 높은 렙틴 수치를 보였다고 합니다. 즉, 충분히 잠을 자지 못하는 경우 렙틴이 줄어들고 식욕 촉진 호르몬인 그렐린이 증가하여 배가 더 고파지는 것입니다.

2. 근합성 방해

잠이 부족하면 근손실이 생깁니다. 특히 웨이트 등 강한 힘을 순간적으로 낼 때 사용하는 근섬유인 백근의 부피가 줄어듭니다. 잠을 많이 못 자게 되면 운동 후에 근섬유를 재생하는 효과도 줄어들고 시간도 지연됩니다.

또 한 가지는 성장호르몬인데요. 근육의 회복과 재생을 돕는 대표적인 호르몬인 성장호르몬은 잠을 잘 때 자연적으로 분비됩니다. 어른에게도 분비되니, 잠을 제대로 청해야 하는 것입니다.

3. 지방 축적

다이어트 할 때 수면 부족이 일어나면 스트레스 호르몬인 코르티솔이 분비됩니다. 그러면 몸은 수면 부족을 위기 상태로 인식하고 에너지를 즉각적으로 쓸 수 있도록 혈당 수치를 높이게 됩니다. 혈당이 올라가면 이를 낮추려고 인슐린이 분비됨에 따라 체지방이 축적됩니다.

다이어트 할 때, 수면 시간을 꼭 지켜야 하는 이유입니다.

엄지 원장의 슬림 처방전 25 ♥

식후 과일 먹으면 안 되는 이유

점심이든 저녁이든 식후에 과일 먹으면 안 됩니다. 일명 혈당 스파이크가 오기 때문이에요. 이미 혈당이 높아진 상태에서 과당이 엄청난 과일을 바로 먹어버리면 혈당이 더더 높아지게 됩니다. 그러면 이 혈당들이 전부 지방으로 쌓이게 됩니다. 식후 바로 과일을 먹지 않는 것만으로도 다이어트에 도움이 됩니다.

그렇다면 다이어트 할 때 비타민, 항산화, 무기질이 풍부한 과일은 언제 먹어야 할까요? 밥 먹기 1시간 전에 먹거나, 밥 먹고 2시간 후에 먹는 게 좋습니다.

이제는 지속 가능한 식사 메뉴를 고민할 때

다이어트를 시작하는 대부분의 사람들은 식단부터 바꾼다. 소위 '다이어트 식단'이라고 알려진 닭가슴살, 샐러드, 현미밥부터 챙긴다. 그러나 사실 메뉴를 바꾸는 것은 다이어트 중간 단계에서 필요하다. 먹고 싶은 음식을 처음부터 제한하면, 억눌러 놓은 용수철이 튀어오르듯 어느 순간 충동적인 식사로 이어질 수 있다.

'떡볶이 먹으면 안 돼', '빵 먹으면 안 돼', '초콜릿, 과자는 살찌니까 먹으면 안 돼.'

이렇게 참고 참다가는 결국 '에라, 모르겠다 다이어트 포기……, 먹고 싶은 것 먹을래' 하며 폭식의 단계로 넘어갈 수가 있다.

다이어트 기간이라 해도 먹고 싶은 메뉴를 원천봉쇄하는 것은 위험하다. 먹고 싶은 음식은 먹어가면서 해야 한다. 먹는 즐거움을 유지해야 지속 가능한 다이어트를 할 수 있다.

다이어트 시작 단계에서는 배부름과 배고픔의 경계를 인지하고, 식사 시간을 최소 20분 이상 천천히 먹는 습관을 세팅하는 것으로 충분하다. 그런 다음에야 비로소 식사 메뉴를 바꿔볼 수 있다.

많은 사람들이 '살 빠지는 음식'을 찾는다. 사실 그런 음식은 없다. 음식을 적게 먹는다고 체중이 바로 줄어드는 것도 아니다. 다이어트는 몸과 하는 줄다리기와 같다. 신체 대사율을 낮추거나 에너지를 저장하지 않게 하려면, 적절한 영양분과 에너지원을 공급해주어야 한다. 그래서 식사 메뉴를 고르는 것이 중요하다. 다이어트는 '양'을 줄이는 대신 '질'을 높여야 함을 꼭 기억하자

전통적인 다이어트 메뉴인 일명 '닭고야'(닭가슴살, 고구마, 야채)는 풍부한 단백질, 섬유질, 비타민 등 균형 잡힌 영양의 조합이다. 또한 칼로리 계산이 쉽고, 언제 어디서든 쉽게 구할 수 있는 식재료다. 이런 이유로 오랫동안 다이어트 식단으로 사랑받아왔다.

그러나 '닭고야' 식단 자체만으로는 오래 지속하기 어렵다. 질리지 않고 오래 먹을수 있으려면 '닭고야' 재료를 활용한 다양한 메뉴를 알고 있어야 한다.

우선 닭가슴살은 여러 방식으로 조리할 수 있다. 하지만 퍽퍽한 식감은 피할 수 없다. 이때 수비드 닭가슴살 레시피를 활용해 본다. 직접 만드는 것이 어렵다면 시중에 판매되는 '하림 수비드 닭가슴살', 이마트 트레이더스의 '한트바커 그릴 닭가슴살', 코스트코의 '수지스 그릴드 닭가슴살' 등의 제품을 추천한다.

또한 단백질 공급원으로 닭다리살, 계란, 소고기(안심, 우둔살, 설도,

홍두깨살), 돼지고기(안심, 뒷다리살) 등의 변화로 질리지 않는 식단을 만들 수 있다. 60kg의 성인 기준으로 한 끼에 조리 전 손바닥 크기 정도로 먹으면 25~30g의 단백질을 섭취할 수 있다.

고구마 대신 현미, 보리, 늘보리를 탄수화물 공급원으로 선택한다. 백미에 비해 정제 과정을 줄여 미네랄 섬유질이 풍부하며, 혈당을 안정적으로 유지하고 포만감도 오래 지속된다. 또한 한 술씩 밥을 떠먹는 식사는 혈당 스파이크를 방지하고 식사 만족감을 높인다.

야채는 칼로리가 낮아 부담 없이 먹을 수 있다. 그러나 대사율이 극히 낮거나 소화력이 떨어진 상태라면 데치거나 볶아 먹는다. 특히 당근, 시금치, 토마토는 기름과 함께 익혀 먹었을 때 지용성 비타민의 흡수율이 한결 높아진다.

다이어트를 지속하기 위해서는 식단이 단조롭지 않아야 질리지 않는다. 또한 영양 균형이 맞아야 한다. 다이어트 과정 내내 식단 고민에서 자유로울 수는 없다. 모두 바꾸기 어렵다면, 몇 가지 수칙을 세워 지킬 필요가 있다.

우선, 점심에는 먹고 싶은 메뉴로 1인분 이하로 먹는다. 반동 효과(Backlash Effect)로, 억눌린 욕구는 시간이 지나면 더 강하게 되돌아온다. 그러므로 점심만이라도 원하는 메뉴로, 대신 양을 지키며 먹도록 한다.

저녁식사는 오후 6시 이전에 마치도록 한다. 저녁식사 메뉴는 일반식 1/2인분, 혹은 앞서 설명한 '닭고야' 활용법을 이용한 식단으로 먹는다. 만약 식사 시간을 지키기 어려워 늦어진다면, 오후 7시까지는 '닭고야' 활용 식단의 1/2, 혹은 달걀 1개와 우유 한 잔 정도로 가볍게 먹도록 하자. 이마저 힘들다면 저녁식사는 건너뛰는 편이 좋다.

다이어트 중 고민되는 순간이 바로 술자리나 저녁 약속이다. 이때는 하루의 과식으로 끝나지 않고, 일탈이 장기화되는 것을 경계해야 한다. 하루 정도의 과식은 염분과 탄수화물 때문에 일시적으로 체중이 늘 수 있다. 그럴지라도 곧바로 지방으로 축적되는 것은 아니다. 따라서 메뉴를 고민하기보다 약속의 전날과 약속의 바로 다음날 식사 계획을 세워 평소의 사이클로 빠르게 돌아오는 것이 중요하다.

보통 약속 당일 점심을 굶거나, 그 이튿날 아침 점심을 굶는 경우가 많다. 이런 경우 당일이나 이튿날 저녁 과식으로 이어지곤 한다. 따라서 약속 전날과 다음날은 저녁을 가볍게 먹고, 아침과 점심은 평소대로 먹는다. 약속 당일에는 평소보다 물을 많이 마시도록 한다. 식욕이 억제되는 한약을 1포 더 복용하는 것도 좋다.

일탈이 계속되면 그것은 이미 일탈이 아니다. 다이어트 실패라는 결과를 빚게 된다.

　'다이어트는 운동이 1할, 식단이 9할이다'라는 말처럼 식단이 중요하다. 하지만 꾸준히 유지하지 못하는 식단이라면 의미가 없다. 몸의 반응을 살피며 채찍과 당근을 적절히 사용할 때, 비로소 다이어트 성공이라는 마라톤의 결승점에 도달할 수 있다.

엄지 원장의 슬림 처방전 26

단백질 섭취량을 계산한 식단

건강한 다이어트를 하기 위해서는 단백질 섭취량을 계산하며 식단을 짜는 게 좋습니다.

■일반 성인의 경우 1일 단백질 권장량은 체중 1KG당 약 0.8kg의 단백질(남성: 50~55g / 여성: 45~50g)

■노인과 어린이의 경우는 단백질이 더 필요하기 때문에 체중 1kg당 약 1g으로 계산

■평소 운동을 자주 하는 분들이라면 체중 1kg당 약 1.4g으로 계산

[많이 먹는 음식들의 단백질 함유량]

닭가슴살 100g = 약 23g

계란 1개 = 약 4g

견과류 100g = 약 25g

요거트 1컵 = 약 10g

연어 100g = 약 20g

새우 100g = 약 24g

소고기 100g = 약 26g

예시로 식단표 보여 드릴게요.

■아침

잡곡밥 1공기, 소고기 100g, 국물류(집에서 끓인 맑은 국), 김치, 야채 100g

■점심

고구마 or 감자 150g, 삶은 계란 2개(노른자 포함)

■간식

방울토마토 5알 or 아몬드 10알

■저녁

잡곡밥 1공기, 생선 1마리나 해산물, 국물류, 야채 100g

다양한 체지방 감량 전략

체성분 분석기인 인바디 결과지를 살펴보자. 체중, 골격근량, 체지방 양의 결과치를 순서대로 이어볼 때, 그 모양에 따라 C, I, D 타입으로 나눌 수 있다. 이는 체지방과 근육의 균형을 확인할 수 있는 손쉬운 방법이다. 체중과 체지방 양 대비 골격근 양이 적다면 C타입, 비슷하면 I타입, 많으면 D타입이다.

다이어트는 물론 건강을 위해서도 C타입에서 D타입으로 나아가야 한다. 그러면 어떻게 C타입에서 I나 D타입으로 변할 수 있을까?

우선적으로 체지방을 감량하고, 그 다음 근육량을 키워야 한다. 다이어트 후 신체의 생리적 보상 메커니즘인 요요를 방지하기 위해서도 근육량을 키우는 것은 필요하다.

보통 요요 현상이 일어날 때, 근육보다 체지방이 먼저 증가한다. 다이어트로 인한 에너지 결핍 상태를 보상하고자, 남은 에너지를 지방 형태로 저장하기 때문이다. 또한 근육량 감소는 곧 기초 대사량의 감소로 이어져, 더 빠르게 체중이 증가한다. 따라서 다이어트 이후 관리까지 고려하여 체지방을 선택적으로 감량해야 한다.

같은 체중일지라도 체지방률이 높으면 훨씬 체중이 많아 보이고, 체지방률이 낮으면 체형이 슬림하고 탄탄해 보인다. 물에 뜨는 지방은 밀도가 낮아 같은 중량의 근육과 비교하여 부피가 크기 때문이다.

그렇다면 근육을 보존하면서 체지방만 빼는 것은 가능할까?

체지방을 태우는 것을 이화작용이라고 한다. 글루카곤, 코르티솔 같은 호르몬의 영향을 받는다. 근육을 합성하는 것은 동화작용으로 인슐린의 영향 아래 있다. 두 호르몬 시스템은 반대로 작용 하기 때문에 지방분해와 근육 합성이 동시에 일어나기는 어렵다.

하지만 몇 가지 전략을 사용하면, 근육량은 보존하면서 체지방만 선택적으로 소모시키는 것이 가능하다.

1. 과도하게 칼로리 제한을 하지 않는다

에너지원이 몸 안에서 소모될 때는 글리코겐(포도당), 체지방, 근육(단백질)의 순서로 사용된다. 에너지 결핍이 심해지면 마지막 순서인 근육(단백질)이 분해되는 것이다. 따라서 과거의 다이어트처럼 극단적인 칼로리 제한 식단은 체지방과 근육의 균형을 망가뜨리는 결과를 초래한다.

식단에 양질의 단백질과 불포화 지방산을 포함시켜야 한다. 그래야 에너지 부족 상태에서도 근육 손실을 최소화하며, 지방 소모는 극대화 시킬 수 있다.

2. 충분하게 숙면을 취한다

손상된 세포들을 회복하려면 시간이 필요하다. 바로 숙면이다.
숙면은 손상된 근육 세포를 회복시킬 뿐만 아니라 더 이상의 손실
을 방지한다.

수면 부족 시 스트레스 호르몬인 코르티솔이 높아진다. 코르티솔
은 단기적으로 지방을 에너지원으로 사용하도록 체지방을 분해한
다. 그러나 만성적으로 이어진다면 지방을 축적하려는 경향을 높이
게 된다. 또한 코르티솔은 인슐린 저항성을 상승시켜 혈당 조절을
어렵게 하여 식욕을 증가시키고, 근육 분해를 촉진한다.

3. 호르몬의 균형을 이용한다

인슐린은 혈당을 낮추는 호르몬이다. 혈당을 낮추고도 포도당이
남으면, 체지방으로 전환시켜 저장한다. 인슐린을 안정적으로 분비
하기 위해서는 혈당 스파이크를 유발하는 정제 탄수화물의 섭취를
줄여야 하고, 식후 곧바로 활동하여야 한다.

인슐린은 스트레스 상황에서도 높아질 수 있다. 스트레스가 심해
지면 인슐린과 함께 코르티솔의 분비도 많아진다. 따라서 스트레스
관리는 호르몬 균형을 위해 중요하다.

전략이라고 표현하였지만 정리하면 간단하다. 단백질과 불포화 지방산 식단을 준비하고, 달콤한 간식은 피하고, 스트레스를 받지 않고, 숙면을 취하기만 하면 된다.

다이어트 중에 체중이 변하지 않을 때가 있다. 하지만 위의 전략을 잘 따랐다면 염려하지 않아도 된다. '겉체중'은 그대로이지만, '속체중'은 빠지고 있는 중이기 때문이다. 즉, 우리 몸의 구성 비율이 달라지고 있는 것이다.

특히 체지방이 분해되어 에너지원으로 사용되면, 그 무게만큼 근육량이나 수분이 늘어난다. 체지방이 에너지원으로 쓰이고 난 후 이산화탄소(CO_2)와 물(H_2O)이 최종 부산물로 남기 때문이다. 이때 체성분 분석을 해 보면 근육량은 늘고 체지방이 감소된 것을 볼 수 있다. C타입에서 I, D타입으로 진행하고 있으며, 내 몸의 구성이 바람직하게 바뀌고 있는 것이다.

체지방을 효과적으로 빼는 또 다른 방법이 있다. 바로 우리 몸의 체지방을 이용하는 것이다.

체지방은 위치에 따라 피하지방과 내장지방으로 나뉜다. 그리고 지방의 색상에 따라서 갈색 지방과 백색 지방으로 구분할 수 있다. 갈색과 백색의 색상 차이는 미토콘드리아의 양에 따라 결정된다.

미토콘드리아는 세포 내 소기관으로 ATP라는 에너지를 발생하는, 보일러와 같은 역할을 하는 기관이다. 보일러를 가동시키면 에너지원을 태워 열이 발생한다. 같은 이치로 미토콘드리아가 많으면 자연히 에너지가 소비된다. 즉, 가만히 있어도 칼로리가 타는 역할을 하는 것이다.

미토콘드리아가 많아 갈색으로 보이는 갈색 지방은 에너지를 저장하기보다 에너지를 소모하는 작용이 더 크다. 일생에서 갈색 지방세포가 가장 많을 때가 신생아 시절이다. 스스로 체온 조절에 미흡하기에 보일러 역할을 하는 갈색 지방세포 양이 많은 것이다.

나이가 들면 갈색 지방은 감소한다. 쇄골이나 가슴 주변에 적은 양으로 존재하며, 활성도 역시 떨어진다. 상대적으로 백색 지방세포의 비율이 높아진다. 곧 우리 몸은 에너지 소모보다 저장하는 쪽으로 대사가 이뤄지는 것이다.

체지방을 감량하는 또 다른 방법이 바로 갈색 지방을 이용하는 것이다. 갈색 지방은 성인에게 적은 양만 남아 있다. 그러나 비활성화된 갈색 지방을 활성화시키면 갈색 지방의 효능을 누릴 수 있다.

또한 백색 지방도 후천적인 노력을 통해 베이지색 지방으로 전환시킬 수 있다. 베이지색 지방은 갈색 지방과 백색 지방의 중간 형태로, 갈색 지방과 같이 에너지를 소모하여 열을 내는 대사가 이뤄진다. 백색 지방을 베이지색 지방으로 전환시키는 방법은 아래와 같다.

1. 춥게 지내기

19도 정도의 저온 자극은 갈색 지방의 활성도를 높인다. 저온에 노출되면 체온을 유지하기 위해 갈색 지방을 활발하게 사용한다. 이때 액체질소 다이어트처럼 짧은 냉각 반응보다는, 15-19도의 온도에 지속적으로 노출되는 것이 중요하다.

2. 공복 6시간 이상 유지하기

공복 상태가 길어지면, 지방세포에 VEGF(Vascular Endothelial Growth Factor)가 증가하여 세포 내 면역반응을 유도한다. 더불어 백색 지방이 베이지색 지방으로 전환되는 비율이 높아진다.

3. 고강도 운동 30분 하기

성인이 되면서 갈색 지방의 비율이 감소하는 이유 중 하나가 활동량의 감소이다. 따라서 인터벌 트레이닝과 같은 고강도 운동을 하게 되면 갈색 지방이 활성화된다. 체온이 상승하고 열을 발생하여 신진대사를 높인다.

근육에서 분비되는 '이리신(Irisin)'은 갈색 지방을 활성화시키고, 유전체의 PGC1의 발현으로 백색 지방의 갈색 지방화가 촉진된다. 저온 자극과 마찬가지로 고강도 운동을 짧게, 장기간 할수록 지방의 갈색화 비율이 높아진다.

다이어트를 할 때는 체지방을 감량하는 것이 핵심이다. 일반적인 통념과 달리 체지방을 빼기 위해서 양질의 불포화 지방산을 섭취하는 것은 매우 중요하다.

지방은 불포화 지방, 포화 지방, 트랜스 지방으로 나뉜다.

불포화 지방산은 이중결합을 가지고 있어 실온에서도 액체 상태로 존재한다. 올리브 오일이 대표적이다. 견과류, 아보카도, 연어, 등푸른 생선 등에 불포화 지방산이 다량 함유되어 있다.

불포화 지방산은 '착한 지방'이다. 나쁜 콜레스테롤인 LDL의 수치를 낮춰 심혈관 질환을 예방하고, 포만감을 주고, 지방 연소를 도와줘 체지방 위주의 다이어트에 도움이 된다.

이런 불포화 지방산을 흉내낸 지방이 트랜스 지방이다. 실온에서도 고체 상태로 존재한다. 구조는 비슷하지만 착한 콜레스테롤인 HDL수치를 낮춰 심혈관 질환의 위험성을 높인다. 체내 대사율이 낮아 지방 축적을 촉진한다. 불포화 지방산과는 정반대의 작용을 하는 셈이다.

포화 지방산은 버터와 같이 실온에서도 고체 상태로 존재한다. 이전에는 트랜스 지방과 같이 콜레스테롤 상승의 주범으로 무조건 나쁘다는 인식이 있었다. 최근 연구에서는 자연 유래 포화 지방은 건강에 덜 유해하다는 보고가 있다. 어쨌든 체지방 감량에는 도움이 되지 않는 지방이다.

불포화 지방산의 비율이 높은 식품을 먹는 것이 체지방을 효과적으로 줄일 수 있는 방법이다. 단, 불포화 지방산도 에너지원으로 높은 칼로리를 가지고 있기 때문에 FDA 권고 기준으로 하루 칼로리의 30%가 넘지 않도록 조절하는 것이 필요하다.

다이어트 식단에 견과류 한 줌, 올리브유 한 바퀴 곁들이기 등 양질의 불포화 지방산을 포함시키면 포만감은 더욱 오래가고, 체지방을 태우는 불쏘시개 역할을 할 것이다.

또한 갈색 지방의 활성화와 백색 지방의 갈색화를 위해 제시한 방법도 활용해보면 다이어트의 성공에 성큼 다가서게 될 것이다.

오메가-3 늘리기만큼 중요한 오메가-6 줄이기

오메가-3와 오메가-6는 모두 체내에서 합성되지 않기 때문에 음식으로 섭취해야 하는 필수 지방산입니다. 오메가-3는 체지방 분해를 촉진하고 식욕을 조절하기 때문에 다이어트 하는 사람들이 필수적으로 섭취해야 합니다. 오메가-6는 면역 반응을 조절하고, 세포막과 호르몬 합성 등에 필요합니다.

문제는 가공식품과 튀긴 음식 등의 식단에 오메가-6가 너무 많은 것이죠. 오메가-6를 과잉 섭취하면 오메가-3 흡수와 작용을 방해하고, 오히려 염증 증가, 동맥경화 위험, 지방 축적 등의 부작용을 유발합니다. 오메가-3와 오메가-6의 섭취 비율은 1:3~1:5가 적절합니다.

현대인의 식단을 고려할 때, 오메가-3 섭취는 늘리고 오메가-6 섭취 비율을 낮추면 이상적인 비율을 유지할 수 있습니다.

	오메가-3	오메가-6
역할	체내에서 합성되지 않아 식품으로 섭취해야 하는 필수 지방산	
	강한 항염 효과, 심혈관 질환 예방, 체지방 분해, 식욕 조절	면역 반응을 조절, 세포막과 호르몬 합성 등
식품	등푸른 생선, 들기름, 치아씨드. 아보카도, 연어	포도씨유, 옥수수유, 해바라기씨유, 대두유, 팜유, 땅콩, 해바라기씨 외 여러 가공 식품

급하게 찐 살
1주 만에 다시 뺄 수 있다

다이어트 기간이 길어지다 보면 다이어트 계획을 방해할 만한 여러 일들이 생긴다. 여행, 생일 기념 식사, 연이은 술자리 등이다. 이럴 때 특히 음식을 조절할 수 있어야 한다.

하지만 눈앞의 음식을 무작정 참기란 쉽지 않다. 음식의 유혹에 항복했을 경우, 보통 평균 2kg 정도 늘어난다. 다이어터에게는 좌절의 순간이다.

그러나 아직 절망하기엔 이르다. 보통 갑자기 늘어난 체중의 범인은 탄수화물(빵, 떡, 과자, 면)이다. 탄수화물은 체내에서 포도당으로 분해된다. 이 포도당은 다시 글리코겐 형태로 간과 근육에 저장된다. 흥미로운 점은, 글리코겐은 1g당 약 3g의 수분이 붙어 저장된다. 그 말은 탄수화물 폭식 후 체중이 일시적으로 증가하는 것은 살, 즉 체지방이 아니라 일종의 부종이라는 것이다.

폭식 때문에 내 몸에 저장된 글리코겐은 에너지로 소모될지, 혹은 체지방으로 전환될지를 결정한다. 이 결정은 1주간의 유예 기간을 거친다. 결국 1주 동안 다시 적절히 관리하면, 체지방으로 저장되지 않을 수 있다는 말이다. 흔히 말하는 '급찐급빠' 방법을 사용하여 빠르게 원래 체중으로 되돌아갈 수 있다. 그 핵심은 부종 제거에 있다. 급하게 찐 살을 빼는 방법을 소개하면 다음과 같다.

1. 하루 24시간 굶기

일종의 간헐적 단식이다. 조금씩 덜 먹는 것이 힘들 경우, 아예 음식을 안 먹는 것도 방법이다. 충동적 식사를 했다는 죄책감에서 빨리 벗어날 수 있다. 대신 충분한 수분 섭취와 24시간 공복 후 첫 끼니에 주의해야 한다. 하루 굶는 동안 눈앞에 아른거렸던 음식을, 첫 끼니로 마음껏 먹었다가는 공복의 의미가 무너진다. 굶은 후 첫 끼니 만큼은 야채나 과일로 간단히만 먹고, 두 번째 끼니부터 제대로 된 식사를 하자.

2. 14시간 공복 유지하기

간헐적 단식을 활용하여 14시간 공복을 유지하는 방법은 일상에서 실천하기 쉬운 다이어트법이다. 시간대는 자신의 생활 루틴에 맞추어 설정하면 된다. 저녁식사는 6시에 마치고 이튿날 오전 8시에 아침 식사를 하는 것을 추천한다. 이렇게 하면 잠들기 전까지 소화를 다 끝내고 공복인 상태로 잠들 수 있고, 14시간에 수면 시간

7~8시간을 포함시키기 때문에 단식을 하기가 훨씬 쉬워진다. 혈당 변동 없이 안정적인 상태를 장시간 유지하면 에너지를 비축하기 보다 효율적으로 사용하게 되어 체중 증가를 막는다.

3. 정제 탄수화물과 염분 섭취 줄이기

급하게 늘어난 체중을 줄이는 첫째 방법은 빵, 면, 과자와 같은 정제 탄수화물과 짜고 매운 음식의 섭취를 줄이는 것이다.

정제 탄수화물은 빠르게 혈당을 상승시키며 수분을 붙잡아 두기 때문에 부종을 유발한다. 염분 또한 체내 수분을 끌어들이는 작용을 하기 때문에 가능하면 이런 음식을 줄이는 것이 좋다. 이를 완전히 금지하는 것이 어렵다면 저녁식사만이라도 피하도록 한다. 복잡하게 머리 쓰기 싫을 때는 아예 저녁을 굶는 것도 좋은 선택이 될 수 있다.

4. 부을수록 물 마시기

뇌는 종종 목마름(갈증)과 배고픔(허기)을 혼동할 수 있다. 이 혼동은 주로 갈증과 배고픔을 처리하는 뇌의 부위가 비슷하기 때문에 발생한다. 뇌의 시상하부가 두 가지 신호를 관리하면서 이 둘을 구분하기 어려운 경우가 생기고, 특히 수분이 부족하면 몸에서 갈증이 아닌 배고픔으로 해석될 수 있다.

연구 결과에 따르면 약 37%의 사람들이 갈증을 배고픔으로 오인한다고 한다. 갈증을 배고픔으로 착각할 때 더 많은 칼로리를 섭취하게 될 위험이 커진다. 따라서 물을 충분히 마셔주면 배고픔과 갈증을 구분하기가 쉬워지며, 이는 부종을 줄이는 데도 효과적이다. 하루 8컵 정도의 물을 꾸준히 섭취하는 것이 체내 수분 균형을 유지하는데 이상적이다.

5. 땀 배출 늘리기

사우나, 반신욕, 운동 등으로 체내에 축적된 수분을 배출하는 것도 부종을 제거하는 효과적인 방법이다. 운동은 특히 혈액순환을 촉진하여 몸 전체의 대사를 높이고, 체내의 과도한 수분을 땀으로 배출시킨다. 이를 통해 전해질 균형을 맞추고 부종을 줄이는 데 도움을 준다.

급하게 찐 살을 빼기 위해서는 체내에 쌓인 부종을 효과적으로 제거하는 것이 중요하다. 1주간 부종을 잘 제거하면 체지방으로 남지 않는다.

쉽게 늘어난 체중은 조금의 노력으로도 뺄 수 있다.

늘어난 체중을 보고 절망하긴 이르다. 아직 체지방으로 옮겨가지 않았기 때문이다. 그러므로 1주간의 관리 방법을 기억하며 관리하는 자세가 중요하다.

엄지 원장의 슬림 처방전 28 ♥

다이어트에 좋은 혈자리

1. 풍시혈

풍시혈은 허벅지 앞 쪽의 큰 근육인 대퇴사두근에 위치합니다.

풍시혈을 지압해주면 하체의 혈액 순환을 원활하게 도와 부종을 줄여주고, 다리의 통증이나 시림, 저림 증상에도 효과가 있습니다.

⋯▸얇은 허벅지를 원하는 분에게 추천

2. 양구혈

양구혈은 무릎 3-4cm위 움푹 들어간 자리에 위치합니다.

양구혈을 지압하면 종아리 부종을 빼주고 예쁜 다리 라인을 만들기에 좋으며, 무릎 주변의 혈액순환을 돕고 소화기 질환에도 효과가 있습니다.

⋯▸예쁜 종아리 라인을 원하는 분에게 추천

3. 천추혈

천추혈은 배꼽에서 좌우 양쪽으로 손가락 세 마디 정도 떨어진 지점에 위치합니다.

천추혈을 지압하면 소화기 전반의 활동이 촉진되어 소화불량, 변비, 설사 증상에도 좋은데 이런 이유로 뱃살을 빼는 데에도 효과가 좋습니다.

오늘 먹은 음식은 내일의 내가 된다

최근 다양한 미식(美食) 프로그램과 값비싼 파인 다이닝이 인기를 끌고 있다. 음식의 선택 역시 '양'보다는 '질'에 맞춰져 있다. 즉, '얼마나 먹느냐'보다 '무엇을 먹느냐'가 더욱 중요한 시대가 된 것이다.

서양에는 "You are what you eat"이라는 속담이 있다. '먹는 것이 곧 네 자신이다'라는 말이다. 미식가 브리야 사바랭 또한 "먹는 음식을 보면, 그 사람이 어떤 사람인지 알 수 있다"고 하였다.

패스트푸드와 배달 음식을 즐겨 먹는 사람과 신선한 재료로 직접 요리하는 사람이 있다면, 누가 더 건강하고 자기 관리를 잘하는지는 굳이 설명할 필요가 없다.

짜고 기름진 야식을 먹은 다음 날 아침은 몸이 무겁고 속이 불편하다. 어떤 음식을 먹느냐에 따라 몸 안에서 일어나는 반응이 달라진다. 이러한 연쇄적인 반응 결과가 지금의 나를 만든다.

음식의 선택에 따라 염증 수준이 달라진다. 특히 가공식품이나 당분이 많은 음식, 포화 지방, 트랜스 지방 등은 염증을 유발하여 성인병의 위험을 높이고 노화를 촉진한다.

치킨 속 트랜스 지방과 콜라 속 액상 과당은 혈당을 올리고 염증을 유발하는 대표적인 음식이다. 단순히 칼로리의 문제가 아니다. 음식이 나의 건강과 신체 나이를 결정하는 셈이다. 반면 신선한 자연 식품에 함유된 불포화 지방산은 염증을 줄여줘 건강을 개선하고 신체 나이를 낮춘다.

음식은 활력과 집중력에도 영향을 준다. 사람의 집중력과 활력은 안정적인 혈당에서 공급되는 에너지로 유지된다. 달콤한 디저트와 간식들은 순간적으로 혈당을 올려 에너지를 만들지만, 이내 혈당이 떨어지기 때문에 급격한 피로를 몰고 온다. 규칙적인 식사와 식이섬유가 포함된 복합탄수화물, 양질의 단백질, 불포화 지방산이 포함된 식단이 적은 양의 간식보다 집중력과 활력 유지에 도움이 된다.

늦은 밤 음식을 섭취하면 소화되지 않은 음식이 위에 남아 수면의 질을 떨어뜨린다. 급격한 혈당 변화로 다음 날 붓기와 함께 아침 피로와 집중력 저하를 유발한다.

음식은 뇌의 기능에도 영향을 미친다. 뇌-장 축(Brain-gut Axis)이라고 하는 시스템을 통해 뇌와 장은 서로 상호작용을 한다. 가공식품 속 방부제, 색소, 감미료 등은 장내 미생물의 생태계를 무너뜨리는데 그렇게 되면 해로운 미생물이 우세해진다. 이는 세로토닌, 도 파민 등 신경전달 물질의 불균형을 초래하여 뇌의 기분 조절을 어 렵게 만든다.

또한 오메가-3, 비타민 B군, 마그네슘, 아연 등의 영양소는 뇌의 신경전달 물질 생성에 중요한 역할을 하기 때문에, 영양가 낮은 식 단은 뇌 기능에도 영향을 미치게 된다.

내가 먹는 음식은 단순히 배고픔을 해결해주는 수단이 아니다. 또 한 먹을 때의 즐거움을 누리기 위한 1차원적인 자극제도 아니다. 몸 에 좋은 음식은 입에서 쓰다고 하지 않던가. 내 몸은 들어오는 음식 에 의해 염증을 일으킬 수도, 활력을 높일 수도 있는 것이다. 나아 가 면역력과 기분까지 좌우한다. 따라서 음식은 단순히 '먹는 것'에 그치지 않는다. 소중한 나를 '대접하는 것'이다.

나를 잘 대접하기 위해 어찌해야 할까?

좋은 식재료를 선택한다. 소화에 무리가 가지 않는 적당량을 먹 는다. 엄지 원장이 아침마다 스스로를 대접하는 심정으로 마련하는 메뉴를 예로 들어보겠다.

사과를 껍질까지 깨끗하게 씻어 칼로 조각을 낸다. 먹을 만큼만 예쁜 접시에 담고 남은 사과는 밀폐용기에 넣어 바로 냉장고에 보 관한다. 접시에 담긴 사과 위로 올리브유를 가볍게 두르고 때로는 통후추를 갈아 올리기도 한다. 가지런히 놓인 사과를 눈으로 즐기며 입으로 아삭함을 느끼며 먹는다. 사과를 간식이 아니라 요리처럼 만들어 스스로에게 대접한다. 불포화 지방산을 추가로 섭취하면서도 입 안에서 다채로운 맛을 즐길 수 있다. 여기에 계란 1개를 추가하면 더욱 완벽해진다.

장을 볼 때, 미리 조리된 냉동식품보다는 자연 원물 그대로를 사서 직접 요리한다. 냉동식품을 사더라도 원재료를 보고 첨가물이 많이 든 제품은 내려놓는다. 또 베이커리에 가서 빵을 고를 때도 여러 재료가 든 간식용 빵보다는 식사용 빵으로 치아바타, 깜빠뉴, 바게트 등을 고른다. 견과류가 든 빵은 오메가-6 산패 위험성이 높으므로 피한다.

혹시 아까워서 음식을 억지로 다 먹어본 적이 있는가? 아무리 비싸고 고급이라도 남긴 음식보다 내 몸이 더 소중하다. 나는 잔반을 처리하는 쓰레기통이 아니다.

음식을 대하는 태도를 바꾸고, 다이어트의 궁극적인 목표인 나를 더 소중히 여겨야 한다. 내가 오늘 먹는 음식이, 다음 날 더 나은 나를 만들어 줄 것이다.

엄지 원장의 슬림 처방전 29 ♥

성공 다이어트 식사 습관

1. 식사 전 에피타이저 먹기

미국의 한 대학 연구 결과에 따르면, 식사 전 수프나 과일 등을 에피타이저로 섭취하면 그렇지 않을 때보다 20% 이상의 열량을 감소시킬 수 있는 것으로 나타났습니다.

매일 열량을 20%씩 줄여나간다면, 1년 뒤 약 10kg의 체중을 줄일 수 있습니다.

2. 식단에 채소 추가하기

밥을 먹을 때 채소와 함께 먹은 사람은 그렇지 않은 사람보다 칼로리 섭취가 41% 적다는 국내 연구 결과가 있습니다.

식이섬유는 몸에 들어와 오랫동안 머물며 소화 속도를 늦추고, 포만감을 오래 지속할 수 있게 도와줍니다.

3. 식사 시간은 20분 이상 지키기

음식을 빨리 먹으면 실제로 먹은 양을 제대로 인식하지 못해 과식으로 이어질 수 있습니다.

뇌가 위로부터 배부르다는 신호를 받는 데 걸리는 시간이 20분 정도라고 합니다.

4. 과일은 눈에 띄게, 간식은 보이지 않는 곳에 두기

주방 탁자에 과일을 올려놓는 사람은 그렇지 않은 사람보다 4kg 정도 몸무게가 적은데 반해, 과자를 눈에 띄는 곳에 두고 사는 사람은 그렇지 않은 사람보다 약 4kg 더 살이 찌게 된다고 합니다.

실제로 구글 뉴욕 본사에서도 비슷한 실험을 했는데, 같은 결과가 나왔다고 하네요.

엄지 원장의 슬림 처방전 30 ♥

백회혈만 눌러도 온 몸의 부종 다 빠져요

■백회혈은 양쪽 귀에서 올라가는 선과 미간 사이에서 올라가는 선을 그었을 때 마주하는 머리 중심 부위입니다. 100가지 혈이 모인다는 자리를 뜻합니다.

백회혈의 효과로는 건망증, 집중력 저하, 목이 뻣뻣하게 굳는 항강증, 간 기능에 좋으며, 풍을 예방합니다. 다이어트의 관점에서 보면 백회혈을 누르면 전신 혈액 순환에 도움이 되어, 온 몸의 부종을 뺄 수 있습니다.

■백회혈 자극하는 방법
1) 숨을 들이마셨다가 내쉬는 복식호흡을 진행하며
2) 양손으로 함께 백회혈 자리를 찾아
3) 3초에서 5초 정도 지그시 눌러주세요.

가공식품 고를 때 이렇게 체크하라

최근 지구와 더 가까워진다는 'Earthing' 열풍으로, 산책로 흙길을 맨발로 걷는 이들이 늘어났다. 마음 깊숙이 자리한 자연에 대한 갈망을 반영한 것이다. 편리한 시설과 과학 기술의 혜택 속에서 살고 있지만, 본능적으로 자연을 그리워하고 가까워지려는 마음이 크다. 사람 역시 자연의 일부이기에 자연 속에서 편안함과 더불어 건강해진 느낌을 받는다.

자연과 거리가 멀어진 현대 사회에서 발생한 질병 중 하나가 바로 비만이다. 기술 발달로 일상의 움직임이 줄어든 것도 한몫하지만, 그보다는 식생활 변화가 더 큰 원인이다.

채집과 수렵 시대의 음식은 자연에서 얻은 원물 그대로였다. 농업사회가 열리면서 곡식을 경작하고 가축을 기르게 되었고, 안정적으로 음식을 공급받게 되었다. 이때도 자연에서 얻은 원물 그대로를 섭취하는 생활은 유지되었다.

이러한 식생활은 산업혁명 이후로 크게 바뀌었다. 농업의 기계화로 생산량은 이전과 비교할 수 없이 늘어났고, 통조림과 냉동식품이 등장하기 시작했다. 제2차 세계대전 이후에는 여성들의 사회 진출로 빠르게 조리할 수 있는 음식들의 수요가 증가했고, 이에 따라 인스턴트 식품이 급속도로 보급되었다.

특히 1950년대에는 '맥도날드'를 시작으로 패스트푸드 산업이 성행했다. 식품의 포장, 냉동, 운반 기술이 발달하면서 가공식품이 식단을 차지하게 되었다. 이러한 식생활의 변화와 맞물려 비만 인구도 점차 많아졌다.

가공식품은 고열량을 빠르게 섭취할 수 있다. 그러나 정제된 탄수화물과 지방함량이 높고, 필수 영양소는 부족하다. 이는 원물이 가공되는 과정에서 영양성분이 소실되기 때문이다. 또한 섬유질이 적고, 단순당이 많아 혈당이 빨리 오르는 만큼 빨리 떨어진다. 따라서 금방 배고픔을 느끼게 되어 더 많은 양을 먹게 된다.

게다가 가공식품은 유통과정 중 변질을 막기 위해 방부제와 같은 식품 첨가물을 사용해 아토피, 염증, 내분비 교란 등 건강에도 문제를 일으킨다.

그렇다면 어떤 음식을 먹어야 할까? 맥도날드 패스트푸드만 피하면 될까?

우리가 챙겨먹는 비타민도 사실 가공식품이다. 건강에 좋은 두부도 콩의 원물이 보이지 않는 가공식품이다. 따라서 단순히 가공식품을 피한다면, 생각보다 먹을 것이 없다. 가공식품을 배제하기 어렵다면 선택할 때 주의를 기울여야 한다.

몇 가지를 고려하면 좀더 건강한 선택을 할 수 있다.

1. 제품 뒤 원재료명과 영양정보표를 확인한다

재료를 구입할 때 항상 물건 포장지의 뒷면을 보는 습관을 가지는 것이 좋다. 원재료명은 많이 들어간 성분 순서대로 표기된다. 원재료에는 실제 식재료부터 첨가물, 향료까지 다양한 성분이 표기되기 때문에 우리가 모두 알 수는 없다. 따라서 두 가지 물건을 비교해서 원재료명이 더 간결하고, 읽었을 때 모르는 재료가 덜 들어간 것으로 고른다.

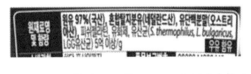

두 개의 플레인 요거트 원재료명을 비교해 보자. 아래쪽 원재료명이 더 간결하다. 원유와 유산균은 모두 우리가 알고 있는 성분이다. 반면 위의 원재료명에는 피쉬젤라틴, 유화제 등 잘 알지 못하는 성분들이 들어 있다. 특히 많이 들어간 순서대로 표기되는데 유산균이 가장 뒤에 자리하고 있다. 둘 중 어느 쪽을 고르겠는가?

단, 원재료명 중 특히 피해야 할 식품첨가물이 있다. 바로 인공착색료인 아질산나트륨, 카라멜 색소, 타르색소와 방부제인 소르빈산과 안식향나트륨, 단맛을 내는 아스파탐, 산화방지제인 비타민C이다. 이 첨가물들은 발암, 두드러기, 천식 등 위험이 있으므로 각별히 피하는 것이 좋다.

영양 정보표에서는 칼로리보다는 포화 지방과 트랜스 지방이 적고, 식이섬유 표기가 된 제품이 좋다.

2. 원물의 모습을 보존하고 있는 제품을 선택한다

동그란 햄버거 패티를 보면 원재료들이 어떻게 생겼는지 알 수 없다. 반면 수육은 그 자체로 돼지고기의 모습을 유지하고 있다. 과일주스 또한 원래 과일이 어떻게 생겼는지 알 수 없게 가공되어 있다. 원물이 가공되는 과정에서 본래 모습이 없어지고, 영양분 손실이 일어난다. 또한 이 과정에서 식품 첨가물이 불가피하게 들어간다. 따라서 원물의 모습을 가지고 있는 식품을 선택하는 것이 좋다.

3. 마케팅 용어에 속지 말아야 한다

상품의 이름에 내세운 '제로', '저지방', '통곡물', '콜레스테롤 제로'와 같은 단어들은 소비자를 현혹한다. 조금이라도 건강한 음식을 선택하고자 하는 소비자의 심리를 이용한 마케팅 전략이다.

그러나 '제로' 제품에는 단맛을 내기 위한 감미료가 사용된다. 대체당의 위험성에 대해서는 논란이 있으나, 최근 심방세동의 부작용이 보고 되었다.

당알콜의 과다 섭취는 복통과 설사를 유발할 수 있다. 저지방 제품의 경우, 지방을 제거하기 위한 가공이 추가되며, 질감이나 맛을 보완하기 위한 첨가물이 들어갈 확률이 높다. '통곡물'이라는 단어도 현혹되기 쉬운데 실제 통곡물의 함량이 매우 적을 수 있고, 식이섬유와 영양분이 빠진 통곡물일 가능성도 높다.

'콜레스테롤'은 식물성 지방에는 존재하지 않는다. 콜레스테롤이 없다고 강조하는 것은 특별한 의미가 없을 가능성이 높고, 트랜스 지방이나 포화 지방과 같은 영양 성분표를 먼저 확인해야 한다.

비만의 역사는 가공식품의 발달과 궤를 같이하고 있다. 그러므로 가공식품에서 멀어지는 것이 비만에서 멀어지는 길이다. 끼니마다 자연의 원물 그대로 섭취하는 음식을 하나씩 추가해보길 권한다. 과일이나 야채도 좋고, 고기나 생선을 굽거나 쪄서 먹는 것도 좋다.

또한 가공식품을 선택할 때 위의 3가지를 확인하여 원물에 가까운 제품을 선택해야 한다.

매일 챙겨 먹는 식단이 자연에 가까워질 때, 우리 몸도 자연에 더 가까워질 수 있다.

굳이 힘들이지 않고서도 건강하고 날씬한 삶을 사는 비결이다.

엄지 원장의 슬림 처방전 31

저칼로리 포만감 높은 음식

1. 곤약

탄수화물이 매우 적고 '글루코 만난'이라는 섬유질이 풍부한 음식으로, 팽창이 잘 되기 때문에 포만감을 주는 음식입니다.

2. 계란찜

계란을 날계란으로 먹어도 좋고 찜으로 먹어도 좋습니다. 계란을 삶으면 70kcal 정도 내외의 열량을 가지며, 건강한 아침 식사 대용으로 오믈렛이나 스크렘블을 만들어 샐러드와 곁들이면 좋습니다.

3. 오트밀

오트밀은 섬유질이 많이 들어 있으면서 단백질 함량이 높아 포만감이 오래 갑니다. 저녁이나 야식으로 먹어도 살이 안 찌는 음식 중 하나입니다.

4. 미역

미역을 비롯한 해조류는 100g에 대략 50kcal 정도를 가지고 있습니다. 미네랄이 많이 들어 있고, 비타민이 풍부해 건강한 다이어트에 좋습니다.

다이어트 지속할 수 있는
내면의 힘을 기르자

매일 아침 화장실에 다녀와 체중계 위에 올라가는 순간, 기대와 두려움이 교차한다. 체중의 변화는 그날의 기분을 좌우한다. 이렇게 일희일비(一喜一悲)하는 마음은 다이어트를 해본 사람이라면 누구나 공감할 것이다.

엄지한의원의 다이어트 환자들은 매주 인바디 검사를 받는다. 검사 결과를 확인하는 환자들의 모습은 마치 시험 성적표 확인하는 학생과도 같다. 누군가는 기뻐하며 다이어트를 이어가고, 또 다른 누군가는 기대만큼 변화가 크지 않아 속상해하기도 한다. 이처럼 같은 검사 결과도 받아들이는 생각과 태도에 따라 다이어트의 성패가 달라질 수 있다.

2주 연속 눈에 띄는 체중 변화를 보지 못한 환자가 있었다. 3주째 체지방만 600g이 빠졌다. 기다렸던 변화였기에 환자에게 축하의 말을 전했다. 하지만 정작 환자는 1kg도 채 빠지지 않은 점에 실망했다.

체지방 600g은 결코 작은 변화가 아니다. 고기 한 근을 생각해 보면 그 크기를 실감할 수 있다. 또한 내 몸의 소중한 변화이며 내 노력의 결과이다. 중요한 것은 그 변화를 인정하고 스스로를 칭찬할 수 있는 마음이다. 이런 태도가 다이어트를 지속할 수 있는 내면의 힘을 길러준다.

다이어트를 결심하는 이유가 다양할지라도 결국 스스로를 아끼고 사랑하는 마음에서 비롯된 것이다. 그러므로 다이어트를 통한 몸의 변화가 적든 크든 받아들이는 자세가 선행되어야 한다.

다이어트는 길고 험난한 여정이다. 낙담하고 좌절할 만한 고비 (회식, 가족 모임, 여행, 생리 전 증후군의 군것질, 야식 등)는 곳곳에 도사리고 있다. 계속 지속하기 위해서는 스스로를 응원하고 돕는 내면의 힘이 필요하다.

만약 자신을 칭찬하는 것에 익숙치 않다면, 작은 보상을 주는 행동을 시도해 보면 좋다. 엄지 원장은 다이어트 기념 프로필 사진을 찍었다. 보디 프로필은 부끄러워 차마 찍지 못했지만, 헤어 메이크업도 받고 예쁜 옷을 입고 프로필 사진을 찍었다. 카메라 앞에서 웃는 게 어색하면서도 신이 났다. 보정 터치가 살짝 들어간 사진을 보니, '오늘이 가장 예쁠 때'라는 생각이 들어 뿌듯했다. 다이어트를 이어갈 이유가 확실해졌다.

내면의 힘은 다이어트의 전 과정, 더 나아가 인생 전반에서도 중요하다. 더 나은 미래를 향한 원동력이 될 수 있다. 이를 위해 '긍정적 사고'가 필요하다.

긍정적 사고를 하려면 먼저 언어부터 긍정적으로 사용하는 것이 중요하다.

"다이어트, 이번에도 망하면 어떡하지"보다는, "다이어트, 할 수 있어!"

"다이어트 해봤자 또 요요 올텐데"보다는 "요요를 예방하기 위해서 다이어트도 공부가 필요하겠구나. 과학적인 다이어트라면 요요를 최소화할 수 있겠어."

"하~ 그렇게 노력을 해도 1kg도 안 빠졌네"보다는 "어머, 500g이나 빠졌어. 살 찌던 기세를 꺾고, 이제 빠지는 패턴으로 바뀌었구나"라고 말하는 것이다.

연구에 따르면, 긍정적인 언어를 사용한 명령어에는 순응도가 더 높다는 것을 알 수 있다. 이를 '긍정적인 강화(Positive reinforcement)'라고 한다.

다이어트에는 하지 말아야 할 것들이 많다. 하지만 하지 말아야 할 것보다 해야 할 것들, 하면 더 좋은 것들을 찾아 실천하는 자세가 필요하다. 긍정적 강화를 통해 더 쉽고 더 큰 성취감을 맛보게 될 것이다.

　다이어트 계획도 실행하기 쉬운 목표부터 시작하는 것이 좋다. 헬스장에서 무거운 바벨을 들 때, 낮은 중량에서 점차 높여가는 것처럼 말이다.

　엄지한의원에 내원한 다이어트 환자들에게 하는 첫 번째 치료는 첫 15일간 식사 시간을 정하고 지키게 하는 것이다. 하루 2끼 또는 3끼를, 정해진 식사 시간에, 종류에 상관없이 1인분만 먹도록 한다. 그러면 환자들은 무엇을 더 지켜야 하는지 궁금해한다. 하지만 15일 동안 식사 시간만 정확히 지키라고 말한다.

　목표가 단기적이고 쉽기 때문에 대부분 실천할 수 있다. 이렇듯 작은 목표를 실천하면 더 큰 목표로 자신감을 갖고 나아갈 수 있다.

　다이어트는 마라톤과도 흡사하다. 중도에 멈추거나 포기하지 않고 계속 나아가기 위해선, 자신을 격려하는 한편 적절한 보상이 필요하다. 이것이 다이어트를 지속할 수 있는 내면의 힘이며, 이 힘을 기르기 위해서는 긍정적인 사고와 언어, 작은 목표를 성취하는 경험이 필요하다.

엄지 원장의 슬림 처방전 32 ♥

지속 가능한 다이어트 3개월 핵심 가이드

1. 다이어트 1개월 차

식사 시간이 제일 중요해요.

4~5시간 간격으로 하루에 2-3끼 먹어주세요.

식단 관리를 할 필요 없이 먹고 싶은 메뉴를 정해진 시간에 드시면 됩니다. 그래야 인슐린 호르몬이 안정이 되면서 살이 빠져요.

2. 다이어트 2개월 차

식사 시간을 30분 이상 천천히 가져보세요. 포만감을 느끼게 하는 '렙틴 호르몬'은 식사 후 20분이 지나야 분비됩니다.

체지방 28%가 넘으면 '렙틴 저항성'이 생겨 포만감을 못 느껴요. 그래서 식후 디저트 또는 간식을 먹게 돼요. 조금씩 자주 먹는 습관은 '인슐린 저항성'을 일으켜 계속 살이 찝니다.

3. 다이어트 3개월 차

식전 에피타이저로 견과류 먹기.

과식, 폭식을 줄이고 좋은 음식을 먹으려고 노력해 보세요. 이렇게 100일 동안만 유지해도 살이 잘 빠질 거예요.

엄지 원장의 지속가능 다이어트

4장

요요 없는 3개월

평생 유지
지속 가능한 습관 만들기

다이어트 성공의 핵심,
평생 지속 가능한 방법을 찾는 것

"저는 꼭 12킬로그램을 뺄 거예요."

상담 초기, 손OO 씨(33세)가 진지한 표정으로 말했다. 나로서는 묻지 않을 수 없었다.

"꼭 12킬로그램이어야 하는 이유가 있나요?"

"그 정도는 뺄 수 있을 것 같고, 그래야 다이어트를 제대로 한 느낌을 받을 듯해서요."

다이어트를 시작할 때, 많은 사람들이 체중 감량 목표를 수치로 설정한다. 그러나 손OO 씨처럼 구체적인 근거가 아닌 막연한 느낌에 의해 목표를 정한다. 또는 다시 살 찔 것을 예상하고 더 많은 체중 감량을 목표로 삼는다.

손OO 씨는 6kg을 감량했고, 목표를 완전히 이루진 못했다. 그러나 이는 결코 실패가 아니었다. 오히려 목표의 절반을 이뤘다는 것만으로도 큰 성취였다.

이러한 결과값에 실패했다고 여기며 실망하는 사람이 있는가 하면, 그것만 해도 성공이라고 기뻐하는 사람이 있다.

실제로 체중의 5%만 감량해도 건강 지표가 눈에 띄게 개선된다는 연구 결과가 있다. 체중 1kg 감량당 수축기 혈압 1mmHg를 줄일 수 있고, 제2형 당뇨병 환자의 경우는 체중 1kg이 감소할 때마다 당화혈색소(HbA1c) 수치가 평균 0.1~0.2% 감소한다는 보고가 있다. 따라서 숫자에만 집착하기보다는 과정에서 얻은 변화를 바라보는 것이 중요하다. 건강한 식습관을 만들고, 신체 활동을 늘리며, 나 자신을 돌보는 새로운 방식을 배웠다면, 건강을 유지하기 위해 더 중요한 것을 갖추게 된 것이다. 그것만으로도 충분히 성공이라 할 수 있다.

다이어트는 단기적인 프로젝트가 아니다. 평생에 걸쳐 지속해야할 건강 관리의 한 부분이다. 목표를 완전히 이루지 못했다면, 그것을 새로운 도전의 기회로 삼으면 충분하다. 내가 무엇을 잘했고, 무엇이 어려웠는지 점검하며 다음 목표를 설정하면 된다. 중요한 것은 포기하지 않고 꾸준히 나아가는 자세이다.

개그우먼 김미려 씨는 다이어트를 통해 총 10.9kg을 감량한 후 1년이 지난 시점에도 요요 없이 체중을 유지하고 있다. 그 비결에 대해 이렇게 고백했다.

"1년 동안 당장 눈에 보이는 몸의 변화에 집착하지 않았어요. 나를 존중하는 마음가짐에 집중하면서 큰 틀을 바꾸기로 마음 먹었답니다. 무엇보다 절대 안 된다는 생각을 하지 않았어요. 맛있는 음식을 먹었으면 그다음 날은 신나는 음악을 들으며 몸을 좀 더 움직이도록 노력했죠. 한약이나 약침처럼 나에게 맞는 처방들이 있으면 유연하게 받아들였고요."

미려 씨의 고백에서 다이어트에 관한 핵심 메시지를 찾아낼 수 있다. 다이어트의 성공이 단순히 체중 감량에 그치지 않고, 그것을 지속하는 데 있다는 것이다. 극단적인 식단 조절이나 무리한 운동이 아니더라도, 일상에서 실천 가능한 변화를 통해 체중을 유지할 수 있다는 점이다. 다이어트를 통해 얻은 습관이 나의 새로운 라이프스타일이 된다면, 그것이 진정한 성공이다.

다이어트를 시작하며 설정한 목표에 성공적으로 도달했든 절반에 그쳤든, 수치에 매몰되지 말아야 한다. 이미 수치 이상의 신체 변화를 이뤘기 때문이다. 그러므로 먼저 스스로를 칭찬하는 자세가 매우 중요하다. 스스로를 칭찬하는 것은 단순한 자부심을 넘어 다음 도전을 위한 에너지를 준다. 나 자신을 칭찬하지 않으면, 노력의 과정을 쉽게 잊고 좌절감에 빠지기 쉽다.

다이어트를 통해 내가 무엇을 배웠고 익혔는지를 살펴보아야 한다. 더 나은 식습관을 만들었고, 규칙적으로 운동하는 법을 배웠고, 스트레스를 건강하게 다루는 방법을 익혔고, 나 자신을 돌보는 시간을 가질 수 있었다. 이런 변화는 체중 감량의 숫자보다 훨씬 더 가치 있다.

다이어트 성공의 핵심은 지속 가능한 방법을 찾는 것이다. 나를 칭찬하면서, 다이어트를 꾸준히 이어갈 수 있는 해법을 살펴보면 다음과 같다.

1. 완벽을 추구하지 않는다

사람들은 산책 나서듯 가벼운 마음으로 다이어트를 시작하지 않는다. 대부분 전장에 나서는 병사의 심정에 비할 만큼 절실하고도 절박하다. 이런 까닭에 완벽한 다이어트를 추구한다. 모든 식단을 알뜰하게 챙기고, 운동을 하루도 빠짐없이 하고자 한다.

그러나 의지와는 달리 현실은 어긋나기 일쑤이다.

완벽한 다이어트를 계획하면 오히려 쉽게 무너진다. 가끔 과식을 하거나 운동을 건너뛰더라도, 그것이 다이어트의 실패를 의미하지 않는다. 작은 실수는 바로잡으면 된다. 완벽을 추구하기보다는 여유 있는 마음과 장기적인 플랜으로 시작하는 것이 좋다.

2. 유연한 사고방식

김미려 씨처럼 유연한 태도가 필요하다. 즐거운 식사를 했으면 이튿날 조금 더 움직이겠다는 마음 자세가 중요하다. 간단한 규칙을 만들어 만회하는 것으로 충분하다. 다이어트를 스트레스가 아닌 삶의 일부로 받아들이면 지속 가능성이 커진다.

3. 작은 변화를 축하한다

다이어트 도중 스스로를 꾸짖고 비난하고픈 순간이 있다. 거대한 목표만 염두에 두기 때문이다.

작은 변화가 이어져 큰 변화를 이룬다. 작은 변화도 축하하는 마음 자세가 필요하다. 약속을 지키지 못한 자신을 비난하는 것이 아니라 목표를 이룬 날을 칭찬하는 것이다. 오늘 조금 더 걸었거나, 어제보다 적게 먹었다면, 그것만으로도 분명히 축하할 일이다.

4. 나만의 루틴 만들기

운동과 식단에서 나만의 루틴을 만들어야 한다. 그때 다이어트는 더 이상 부담이 아닌 자연스러운 습관이 된다. 나에게 맞는 운동을 찾아 꾸준히 실천하고, 맛있으면서도 건강한 음식을 만들어 먹는 즐거움을 찾아보길 바란다.

다이어트를 하다 보면 힘들고 괴로운 순간과 마주하게 된다. 포기하고 싶을 때도, 유혹에 넘어갈 때도 있다. 그렇다고 낙담하고 좌절할 필요는 없다. 오히려 이제껏 힘든 순간순간을 이겨내고 여기까지 온 나 자신을 응원해야 한다. 독백도 좋고, 일기에 기록하는 것도 좋다.

"나는 내가 정한 목표를 위해 노력했어. 완벽하지 않더라도 최선을 다했지. 오늘의 나는 어제의 나보다 더 건강하고, 더 나은 방향으로 나아가고 있어. 이거 하나만 명심하면 돼. 다이어트는 단지 체중을 줄이는 과정이 아닌, 나 자신을 더 사랑하고 아끼는 방법을 배우는 과정이라는 것을. 나는 내가 해낸 모든 것을 자랑스럽게 생각하며, 앞으로도 나의 건강과 행복을 위해 계속 노력하겠어."

다이어트 성공은 단순히 숫자로 측정되는 것이 아니다. 내가 노력한 모든 과정, 배운 모든 습관, 그리고 만들어낸 변화가 바로 성공이다.

지속 가능한 다이어트 방법을 찾고, 매일의 삶에서 행동하며 살다 보면 다이어트 성공의 기쁨을 유지할 수 있게 된다.

엄지 원장의 슬림 처방전 33 ♥

체지방 줄이는 다이어트 습관

1. 무조건 12시 이전에 취침하기

강도 높은 운동보다는 잠이 중요합니다. 밤 늦게 운동을 한다면 오히려 잠을 방해해 다이어트에 도움이 되지 않습니다.

(늦게 퇴근하시는 분들도 운동보다는 잠을 선택해 주세요!)

2. 비염이나 아토피 등 알러지, 생리전 증후군이 있다면 먼저 치료하기

질환이 있다면 이를 먼저 치료하고 건강한 몸 상태에서 다이어트를 해야 성공할 수 있습니다.

3. 규칙적으로 두 끼 챙기기

하루 중 식사를 규칙적으로 할 수 있는 시간을 체크해서 적어도 두 끼는 음식을 정해진 시간에 먹는 게 좋습니다. 무엇을 먹든 괜찮습니다.

4. 체중 X 30의 물 섭취하기

물이 부족하면 몸이 계속 붓습니다. 몸무게가 60kg라면, 60kgX30=1.8L의 물을 마셔주세요.

요요 현상의 실체와 대처법

다이어트로 어렵사리 감량에 성공했다. 하지만 어느 순간 체중은 다시 원점으로 돌아간다. 이를 요요라고 한다.

'다이어트에 성공한 사람의 65%는 3년 내 다시 체중이 늘어난다. 빠르게 감량한 체중을 유지할 가능성은 5% 미만에 불과하다.'

위의 연구 결과처럼 체중 감량 상태를 유지하는 것, 다시 말해 요요의 반격에서 벗어나는 건 쉽지 않다.

다이어트의 완벽한 승리는 요요 없는 감량이다. 그러기 위해서 요요는 왜 발생하는지, 또 어떻게 예방할 수 있는지를 알아야 한다.

열심히 노력해 다이어트에 성공했다. 기뻐하고 만족하는 순간은 짧고 어느새 조금씩 체중이 늘더니 예전의 상태로 빠르게 돌아간다. 그간의 수고와 노력이 덧없어지는 요요 현상에 좌절을 맛보게 된다.

사람들은 대부분 요요의 원인을 자신의 무능 탓으로 돌린다. 관리를 못 하고 먹는 것을 참지 못해서 물거품이 되었다고 자책한다. 그러나 요요가 찾아오는 이유는 단순히 많이 먹어서가 아니다. '세트 포인트(Set point)'라는 것이 몸에 남아 있기 때문이다.

뇌가 기억하는 나의 체중 조절점, 이것을 '세트 포인트'라고 부른다. 세트 포인트는 유전적인 요인, 오랜 기간 형성된 생활 습관, 그리고 환경에 의해 결정된다.

다이어트를 통해 급격히 감량을 하면, 몸은 본능적으로 예전 체중으로 돌아가려는 신호를 보낸다. 결코 나의 의지가 약한 탓만이 아니다. 몸이 만든 본능 때문에 먹고 싶은 욕구가 강해지는 것이다. 한편 신진대사 속도가 느려져 에너지를 덜 소비하게 만든다. 그 결과 다시 체중이 늘어나고 감량 전보다 더 늘어나게 되는 것이다.

세트 포인트를 바꿀 수 없는 것은 아니다. 연구에 따르면 새로운 세트 포인트 설정에 필요한 시간은 최소 3개월 정도인 것으로 나타난다. 그 기간 동안 꾸준히 변화된 습관과 건강한 생활 방식을 유지하면 세트 포인트를 새롭게 설정할 수 있다. 다이어트 성공을 넘어, 유지의 시기까지 이어져야 요요를 방지할 수 있다는 뜻이다.

이미 날씬해 보이는데도 다이어트를 하고 체중에 신경을 쓰는 사람이 있다. 지켜보는 입장에선 굳이 다이어트에 매달리는 모습이 의아하다. 이런 사람은 자신이 편안하게 느끼는 체중의 범위를 알고 있는 것이다. 그래서 지난 다이어트 과정을 통해 새롭게 설정된 세트 포인트를 유지하려는 것이다. 조금이라도 체중이 늘어나면, 바로 식단을 조절하거나 움직임을 늘리면서 자신의 세트 포인트를 지키려고 노력한다. 그럼으로써 다이어트 상태를 꾸준히 유지하는 것이다.

무리하게 굶거나 단기간에 극단적인 다이어트를 하기보다는, 평소에 꾸준히 자신의 생활 방식을 관리하는 데 집중한다. 이러한 노력이 요요를 막기 위한 중요한 요소이다.

흔히 다이어트를 일시적인 과정으로 여긴다. 목표에 도달하는 순간, 힘들었던 다이어트 과정도 끝났다고 생각한다. 하지만 요요 없는 다이어트는 일상의 변화로까지 이어져야 한다. 감량 후 3개월을 꾸준히 관리할 때 다이어트 상태를 유지할 수 있게 되는 것이다.

따라서 요요 방지의 핵심은 체중만 줄이려고 노력하는 대신, 식습관과 생활 습관을 개선하는 데 집중해야 한다. 식사는 적당한 포만감을 느낄 정도에서 멈추는 연습을 해야 하고, 규칙적인 운동 등을 통해 많이 움직이는 습관을 길러야 한다.

무엇보다 중요한 건, 체중계 숫자에 집착하지 않는 것이다. 체중은 하루에도 여러 번 변할 수 있고, 그 변동이 꼭 지방이 증가했다는 뜻은 아니다. 2kg 정도의 체중 변화는 너무 신경 쓰지 않아도 된다. 다만 2kg 이상 증가하면 그때부터는 긴장하고 다시 체중을 줄이려고 노력해야 한다.

다이어트의 최종 목표는 건강한 생활 방식을 만드는 것이다. 생활 습관이 바뀌면 자연스럽게 세트 포인트도 조금씩 내려가고, 요요 없이 건강한 몸을 유지할 수 있다. 건강한 습관이야말로 다이어트에 성공한 후에도 요요 없이 평생 날씬한 몸을 유지하는 비결이라 할 수 있다.

엄지한의원의 다이어트는 감량의 기간과 함께 요요 방지 기간까지 포함해 마무리한다. 3개월간 추적 관리하는 이유는, 요요 없는 다이어트야말로 진정한 다이어트 성공이기 때문이다.

엄지 원장의 슬림 처방전 34

집에서 만드는 한방 다이어트 보충제, 생맥산

운동하시는 분들이나 다이어트 하시는 분들은 보충제에 돈을 많이 쓰는데, 사실 다이어트나 운동 보충제에 돈을 쓸 필요가 없습니다. 집에서 만들 수 있는 한방 이온음료인 생맥산을 드시면 됩니다.

생맥산이란?

맥문동, 인삼, 오미자를 물에 달여서 여름에 물 대신 마시는 음료로 「동의보감」에 의하면 '사람의 기(氣)를 도우며 심장의 열을 내리게 하고 폐를 깨끗하게 하는 효능이 있다'고 합니다.

■생맥산 만드는 법
가정에서는 오미자를 가볍에 물에 푼 뒤 우러나면 남은 물을 드시면 됩니다.
실제로 한의원에서 만드는 방법은 이러합니다.
1) 생맥산 재료를 준비한다.
(맥문동 70g, 인삼 35g, 오미자 20g, 황기 4g, 감초 4g, 물 20컵, 꿀 적당량)
2) 잘게 썬 인삼, 맥문동, 오미자를 가볍게 물에 헹군 뒤, 두꺼운 주전자나 법랑 냄비에 물을 붓고 함께 넣어 푹 달인다.
3) 푹 달인 생맥산을 면보에 거른다.
4) 찻잔에 생맥산을 붓고 꿀을 탄 뒤 잣을 띄워 낸다.

엄지 생맥산은 위 레시피와 살짝 달라요. 엄지만의 노하우, 숙면을 돕는 한약재들을 추가합니다.
이온음료, 단백질 쉐이크, 비타민 음료, 굳이 사 마실 필요 없습니다. 집에서 간단하게 오미자로 생맥산 만들 수 있습니다. 생맥주 대신 생맥산으로 건강을 챙겨 주세요.

운동보다 효과적인
일상 활동 대사량 늘리기

은주 씨(40세)는 옷장을 정리하다가 결혼 전에 입었던 청바지를 발견했다. 결혼 후 체중이 늘긴 했어도 왠지 맞을 것 같은 생각에 입어보았다. 허벅지까지는 무사히 넘어갔으나, 지퍼가 올라가지 않는다. 늘어난 뱃살 때문이었다. 예전에는 몇 끼만 굶어도 금방 살이 빠졌다. 이젠 기초 대사량이 줄어든 나이인지라 다이어트가 한층 어려워졌다. 몇 끼를 굶는 것으로는 전혀 차이를 느낄 수 없고 종종 운동도 하는데 몸무게는 쉽게 내려가지 않는다.

나이가 들면 기초 대사량이 줄어 살이 빠지지 않는다는 은주 씨의 생각은 맞는 것일까?

'대사'란 생명을 유지하기 위해 세포 안에서 일어나는 화학작용을 의미한다. 살아있는 동안의 모든 활동이 여기에 포함된다.

대사는 크게 기초 대사, 소화 대사, 활동 대사로 나뉜다. 각각의 대사에 필요한 에너지를 기초 대사량, 소화 대사량, 활동 대사량이라고 한다.

기초 대사량은 생존을 위해 필요한 최소한의 에너지양이다. 체온 유지, 호흡, 심장 박동 등 활동하지 않는 상태에서 필요한 에너지이며, 전체 대사량에서 가장 많은 부분을 차지한다.

음식을 소화하는 데도 에너지가 필요하다. 이를 소화 대사량이라고 한다. 전체 대사량의 10% 정도를 차지한다. 활동 대사량은 활동에 사용되는 에너지를 일컫는다. 운동을 할 때 소비되는 운동 대사량과 일상의 움직임을 할 때 사용되는 비운동성 활동 대사량이 있다.

■ 대사량 = 기초 대사량 + 소화 대사량 + 활동 대사량(운동성+비운동성)

대사량이 많을수록 소모되는 에너지가 많아져 대사율(에너지가 소모되는 속도)도 높아진다. 대사율이 높을수록 소위 살이 찌지 않는 체질이 되는 것이다.

나이가 들면 기초 대사량이 줄어든다고 알려져 있다. 그러다 보니 나이가 들어 살이 찌는 이유를 대부분 기초 대사량이 감소하기 때문이라고 생각한다. 기초 대사량이 적어지니 같은 양을 먹어도 체중이 쉽게 늘고 다이어트가 어려워진다고 믿는 것이다.

하지만 이러한 통념에 반하는 연구 결과가 있다. 2021년에 과학 저널 〈사이언스〉에 발표된 연령별 에너지 소비율에 대한 연구 결과는 다음과 같다.

'성장기인 20대까지 에너지 소비율이 증가하고, 이후 60대까지 거의 변화가 없으며, 60대 이후에야 매년 0.7%씩 감소한다.'

연구 결과에 의하면, 40~50대 중년 이후 대사량이 떨어져 체중이 증가한다는 통념이 반드시 옳다고 할 수는 없다. 따라서 중년기 이후의 체중 증가는 기초 대사량 감소가 아닌, 소화 대사량이나 활동 대사량 부족이 원인일 수 있다.

소화 대사량을 높이는 방법은 단백질 위주의 식사를 하는 것이다. 주요 에너지원의 소화 대사량은 탄수화물이 5~10%, 지방이 3~5%인 것에 반해 단백질은 20~25%이다. 따라서 단백질 위주로 구성된 식단은 소화시키는데 더 많은 에너지를 필요로 한다. 이처럼 단백질 위주의 식사는 소화 대사량을 높인다. 그러나 과도한 단백질 섭취는 잉여 에너지를 만들기 때문에 총 대사량을 높이는 방법으로 적절하지 않다.

활동 대사량은 어떨까? 활동 대사량은 활동을 많이 할수록 높아지기 때문에 총 대사량도 높아진다. 흔히 활동이라 하면 헬스, 수영, 달리기 등 운동을 떠올린다. 이러한 운동은 일정 시간 동안 집중적으로 활동량을 늘리기 때문에 많은 에너지를 소비할 수 있다. 하지만 이런 운동으로 소모시킬 수 있는 에너지는 총 대사량의 5~10%에 불과하다. 게다가 꾸준히 운동을 할수록 우리 몸은 '절전모드'

가 되어 에너지 소모를 막고 들어오는 영양분을 축적시키려 한다.

따라서 장기적으로는 운동을 통해 총 대사량을 높이기는 어렵다. 살이 찌지 않는 총 대사량을 높이는 방법은 운동보다는 일상 속 움직임, '비운동성 활동 대사량'을 높이는 것이다.

비운동성 활동 대사량(NEAT, Non-Exercise Activity Thermogenesis)은 일상생활에서 소모되는 에너지이다. 직장에 출근하고, 의자에 앉았다 일어서고, 버스 손잡이를 잡고 서 있는 것, 모두 포함된다. 비운동성 활동 대사량은 단기간의 운동으로 소모되는 에너지보다 많다. 총 대사량의 최대 15~50%까지 이른다. 또한 일상의 움직임에 따라 우리 몸은 절전모드에 들어가는 것이 아니라 오히려 이에 적응해 에너지 소모량을 늘인다. 곧 일상의 움직임이 많을수록 장기적으로는 살이 찌지 않는 체질이 된다는 의미이다. 또한 운동에 비해 매일 꾸준히 할 수 있기 때문에 실천하기도 쉽다.

비운동성 활동 대사량을 높이는 방법을 알아보자.

1. 서 있는 시간 늘리기

앉아서 하던 일을 서서 해보자. 소파에 누워서 보던 TV, 앉아서 하던 핸드폰을 서서 해보자. 서 있는 자체만으로도 에너지 소모량이 20% 더 높아진다. 게다가 하체 근육과 복부, 허리 근육 사용량이 높아진다. 또한 오래 앉아 있어 발생하는 하체 부종과 척추 관절

부하도 줄일 수 있다.

2. 비효율적인 활동하기

효율적이지 않더라도 일부러 몸의 움직임이 필요한 일을 만든다. 예를 들어 집에서 조금 더 먼 정류장에 내려 걸어오거나, 큰 텀블러에 물을 떠놓고 마셨다면, 목마를 때마다 매번 정수기에 걸어가 물을 마시는 것이다. 엘리베이터를 두고 계단을 이용하는 것도 좋다.

3. 몸에 자주 자극 주기

서 있거나 앉아 있을 때 발목에 움직임을 주거나, 기지개를 켜서 좌우로 스트레칭을 자주 한다. 걸을 때도 엉덩이 근육을 한쪽씩 쥐어 짜며 걷는다거나 몸통을 트위스트 해 주기도 한다. 이런 동작은 신체 자극으로 혈액순환에도 도움이 된다.

이러한 방법들은 특별한 동작을 요구하지 않는다. 모든 일상 활동에 적용하여 활동량을 높일 수 있다. 운동처럼 따로 시간을 낼 필요도 없고, 날씨에 구애 받지도 않는다. 이런 방법이 습관이 되면, 비로소 살이 찌지 않는 몸으로 바뀌는 것이다.

.

엄지 원장의 슬림 처방전 35 ♥

디저트 먹으면서 다이어트 할 수 있다

많은 분들이 다이어트 하면서 디저트를 포기해야 한다는 생각에 우울한 다이어트를 하게 됩니다. 그러나 저는 오히려 디저트를 먹으면서 다이어트 하는 걸 추천합니다.

다이어트는 단기로 성공할 수 있지만, 최소 몇 개월 정도는 꾸준히 노력해야 하는 장기 프로젝트입니다. 마라톤처럼 처음에 너무 빠르게 달리다가는 일찍 지치게 되어 포기할 수 있어요. 다이어트에 성공하기 위해서는 우리 몸과 마음을 행복하게 만들어주는 달콤한 디저트의 장점도 활용해야 합니다.

다만 디저트 먹을 때 3가지만 지켜주시면 됩니다.

1) 디저트 먹기 전, 채소 조금이라도 먹기
2) 빵을 올리브유/발사믹 식초에 살짝 찍어 먹기
3) '제로 슈거'에 속지 말기

■디저트 먹기 전, 채소 먼저 섭취하기
디저트 먹기 전에 채소를 먼저 약간이라도 섭취하는 게 좋아요. 예를 들어, 방울토마토 3알을 먹고 디저트를 먹으면 혈당 스파이크를 피할 수 있어요.

■빵을 올리브유나 발사믹 식초에 찍어 먹기

원래 빵을 먹게 되면 혈당이 갑자기 상승할 수 있습니다. 하지만 빵을 올리브유 혹은 발사믹 식초에 살짝 찍어 먹으면 혈당 그래프를 완만하게 가질 수 있어요.

■'제로 슈거'에 속지 말기

설탕이 제로라고 하면, 다른 대체당이 들어가 있다는 것입니다. 그래서 100g당 5g 미만의 당이 포함되어 있는지 체크를 하셔야 합니다.

인공감미료 칼로리가 0이라고 해도, 단맛에 익숙한 미각 때문에 다른 음식들도 단짠을 찾게 되니 결국 다른 음식에서의 칼로리 섭취가 늘어날 수 있어요.

요요 없이 평생 유지 비결,
패턴을 습관으로

다이어트는 단순히 외모를 가꾸는 일이 아니다. 건강한 삶을 유지하기 위한 중요한 여정이다.

이 여정은 결코 처음 계획한 대로 흘러가지 않는다. 여러 사건과 상황을 맞닥뜨리게 된다. 그러므로 다이어트 계획을 세울 때, 유연하게 접근해야 한다. 갈대는 부는 바람에 꺾이지 않고 그저 휘었다 돌아오지만, 단단한 나뭇가지는 부러지는 이치와도 같다.

성공적인 다이어트를 위해서는 강약을 조절할 수 있어야 한다.

먼저 시작부터 단기적인 목표와 장기적인 목표를 동시에 설정하는 것이 좋다.

단기적인 목표는 작은 성공을 위한 장치들이다. 예를 들면 한 달 동안 '2kg 감량하기'와 같이 짧은 기간에 실현 가능한, 적은 양의 체중 감량을 목표로 삼는다. 작은 성공이 쌓이면 자신감이 붙어 장기적인 다이어트로 나아가는 힘이 된다.

장기적인 목표는 꾸준한 체중 관리를 통해, 보다 나은 삶의 질을 실현하는 것이다. 건강의 문제가 있다면 검사 지표의 변화를 확인하거나, 몸이 좋아질 때 하고 싶은 일 등을 생각해 보는 것이다. 더불어 최종 목표 체중을 정하고, 목표 체중에 도달한다면 6개월간 유지하기 위한 장기적인 계획을 세운다.

엄지 원장의 경우, 한 달의 첫 날과 마지막 날에 1~2kg 정도의 차이가 나는 것을 단기 목표로 정했다. 중간에 사정상 체중이 늘 때도 있다. 그럼에도 한 달의 차이는 1kg의 범주 안에 있도록 신경을 썼다. 그렇게 한 달 한 달이 쌓이면 목표 체중에 도달할 수 있다. 그 후에는 감량된 체중을 유지할 수 있는 장치로써 2개월에 한 차례씩 사진 촬영을 해 상태를 점검한다.

다이어트를 하다 보면 생일, 회식, 송년회, 여행, 질병 등 여러 가지 이벤트와 마주하게 된다. 이러한 이벤트는 다이어트 계획에 영향을 미칠 수 있다. 그렇다면 슬기롭게 극복할 방법을 고민해야 한다. 무조건 다이어트를 고집하기보다는, 적절히 강약을 조절하며 유연하게 접근하는 것이 중요하다.

생일이나 회식 같은 특별한 날에는 평소보다 더 많은 칼로리를 섭취하기 마련이다. 이때 중요한 것은 지나치게 죄책감으로 받아들이지 않고, 일상으로 빠르게 돌아가 균형을 찾는 것이다. 강하게 유지해야 할 시기와 약하게 조절해야 할 시기를 분명히 구분하고, 인생의 즐거움을 포기하지 않으면서 다이어트를 이어 나가는 것이 장기적으로 다이어트를 지속하는 방법이다.

걷다가 뛰고 숨이 차면 다시 걷는 것처럼, 강약을 조절하는 마음가짐이 필요하다. 다이어트 중간중간 휴식을 주며 자신의 페이스를 유지한다.

식단 관리도 마찬가지다. 엄격한 식단을 계속 유지하는 다이어트는 스트레스를 받는 상황에서 욕구가 폭발하면 폭식으로 이어질 수 있다. 따라서 맛있고 좋아하는 음식을 먹되, 특별한 이벤트로 평소보다 과하게 식사했다면 며칠간 식단을 신경 쓰는 등으로 조절한다. 다이어트를 지속 가능한 습관으로 만들어가야 하기 때문이다.

중간 점검을 하는 것은 중요하다. 자신의 현재 상태를 점검하고, 목표에 얼마나 가까워졌는지 확인하는 과정이 필요하다. 이를 통해 지금의 방법이 올바른지, 아니면 수정이 필요한지 판단한다. 이러한 점검 과정은 목표에 대한 집중력을 유지하게 하고, 올바른 방향으로 나아가도록 돕는다.

자기 성찰, 나 스스로를 바라보는 것도 중요하다. 다이어트를 진행하며 겪는 어려움, 좌절감, 성공의 순간들을 돌아보며 자신을 칭찬하거나 더 나은 방법을 고민한다. 이러한 과정을 통해 다이어트가 단순한 체중 감량이 아닌, 자신과의 소통을 통한 성장의 과정임을 확인한다.

다이어트는 꾸준함과 인내가 필요하다. 지나치게 엄격하면 스트레스로 인해 오히려 지속하기 어렵게 된다. 따라서 유연한 접근과 중간중간 적절한 휴식이 성공적인 완주를 가능하게 한다. 꾸준하되 지치지 않게, 인내하되 유연하게 스스로를 돌보는 마음가짐이 필요하다.

강약을 조절하며 유연하게 다이어트를 성공적으로 마치면, 자신감과 더불어 좋은 생활 습관이 생긴다.

습(習)이라는 한자는 날갯짓(羽)을 백(百) 번 반복한다는 뜻을 지니고 있다. 습관은 특정 행위를 오랫동안 되풀이하는 과정에서 저절로 익혀진 행동방식을 말한다. 일반적으로 습관이 만들어지려면 최소 21일에서 66일의 시간이 필요하다. 다이어트의 목표 체중에 도달하였을지라도, 뇌가 인지하는 세트 포인트(Set point)가 설정되려면 60일 이상이 필요한 것처럼 다이어트 성공은 지속 가능성에 달려 있다.

꾸준히 일정한 패턴을 반복함으로써 다이어트를 생활의 일부로 만들 수 있다. 건강한 식사와 규칙적인 운동을 반복함으로써 저절로 몸에 배게 만드는 것이다. 이것이 바로 요요 없는 유지 기간을 보내는 비결이다.

요요 없는 다이어트는 지속 가능한 다이어트다. 다이어트의 전 과정을 통해 건강한 생활 패턴이 형성되고 이를 통해 새로운 습관이 만들어졌다면 다이어트 상태는 평생 지속이 가능하다.

처음에는 일정한 규칙을 지키고 체중을 관리하는 것이 힘들게 느껴질 수 있다. 그러나 시간이 지나면서 자연스러운 생활의 일부가 되면 더 이상 노력이라고 느끼지 않게 된다. 매일 아침 일어나서 이를 닦고 세수를 하듯이, 다이어트를 위한 선택들이 무의식적으로 이루어지는 순간이 찾아온다. 비로소 다이어트를 성공적으로 유지할 수 있는 동력, 곧 습관이 생긴 것이다.

다이어트를 유지하는 중요한 요소는 다이어트를 삶의 한 부분으로 바라보는 태도이다. 다이어트는 단기간의 목표가 아니라, 인생이라는 긴 여정에서 자신을 관리하고 더 나은 방향으로 나아가기 위한 일종의 프로젝트이다. 이 프로젝트는 일회성으로 끝나는 것이 아니라 지속적으로 이어져야 하며, 궁극적으로는 우리의 삶의 질을 향상시키고 건강한 생활 방식을 구축하는 데 기여해야 한다.

다이어트를 일시적인 고통이나 무거운 짐으로 여긴다면 장기적으로 유지하기 어렵다. 그러나 스스로를 사랑하고 삶을 더 나은 방향으로 변화시키리라 생각한다면, 다이어트는 고통이 아니라 기회로 다가온다.

다이어트를 성공적으로 유지하며 자신에게 약속한 것들을 지켜나가는 과정에서 성취감을 맛보게 된다. 이 성취의 경험은 다이어트에 그치지 않는다. 자기 관리 능력을 키우고, 삶의 전 영역에 긍정적인 영향을 미친다. 업무나 인간관계 등 여러 측면에서 더 나은 결과를 이루는 데 큰 도움이 된다.

몸으로 직접 느끼고 깨달은 경험은 상상 이상으로 강렬하다. 실제로 다이어트를 통해 목표를 달성한 경험은 업무에서도 긍정적인 영향을 미친다. 자신의 몸을 잘 관리하고 건강을 유지하면서 얻은 자부심은 업무에서도 성과를 내는 원동력이 된다.

많은 사람들이 다이어트를 시도한다. 하지만 이를 유지하는 것이 어려운 이유는 다이어트를 단순히 일시적인 목표로 보기 때문이다. 다이어트는 단거리 경주처럼 빠르게 끝나는 것이 아니다. 길고 꾸준하게 자신의 페이스를 유지하며 나아가는 과정이다.

이 과정에서 우리가 배워야 할 것은 자기 자신과의 약속을 지키겠다는 의지이다. 스스로에게 한 약속을 지키며 나아갈 때, 우리는 다이어트를 넘어 인생의 여러 가지 다른 목표들까지도 성취할 힘을 기르게 된다.

다이어트를 유지하기 위해서는 작은 습관부터 시작하는 것이 중요하다. 예를 들어, 하루에 물을 더 많이 마시기, 야식 줄이기, 짧은 거리라도 걸어 다니기 같은 작은 행동들이다. 이 작은 습관들이 모여 결국에는 다이어트를 성공적으로 유지하는 큰 원동력이 된다.

긍정적 마인드 역시 다이어트를 유지하는 과정에서 중요한 요소이다. 다이어트를 하다 보면 때때로 실패하거나 원래의 태도로 돌아가는 순간이 있다. 그러나 이러한 순간이 오더라도 자신을 탓하지 않고 다시 일어설 힘을 가져야 한다.

굳이 완벽하지 않아도 된다. 다시 시도하는 의지가 필요하다.

다이어트 습관이 몸에 배게 되면, 체중 감량과 체지방 감소 등은 자연스레 뒤따라온다. 습관이 성공을 부르고, 성공은 변화의 계기를 이끈다. 곧 다이어트 성공이 삶을 변화시키는 동력이 된다.

그렇다. 다이어트의 성공은 단순히 감량에 그치지 않는다. 이 경험을 통해 업무에서든, 나아가 인생이라는 긴 여정에서든 나 자신을 더 나은 방향으로 변화시키는 중요한 계기가 된다.

역설적으로, 다이어트 실패와 좌절은 전염성이 높고 파급력도 크다. 왜냐하면 우리는 도리없이 매일, 매 순간 현재의 내 모습을 확인할 수밖에 없기 때문이다. 그러므로 일단 다이어트를 시작했으면 반드시 성과를 내겠다는 각오가 필요하다. 그리고 성과는 습관으로 완성된다는 사실을 명심해야 한다.

엄지 원장의 슬림 처방전 36 ♥

요요 없는 다이어트 꿀팁

요요가 오지 않도록 하려면 어떻게 해야 할까요?

제가 환자분들에게 말씀 드리는 건 한 달에 본인 체중의 3~5% 정도를 감량하도록 하는 것입니다. 그리고 빠지는 체중의 60% 이상을 체지방으로 감량하는 게 좋습니다.

하루에 2~3끼를 최대한 규칙적으로 먹고

한 번에 먹는 양도 늘 비슷하게 유지 하고

식사 이외의 군것질을 최대한 줄이고

야식을 금해야 합니다.

요요가 오지 않도록 다이어트를 하기 위해서는 좋은 생활 습관이 중요합니다.

1) 아침 꼭 챙겨 먹기

아침을 거르게 되면, 요요가 올 확률이 높아집니다.

2) 근육 운동 충분히 하기

유산소 운동만 하는 게 아니라 근력 운동도 동반되어야 합니다. 다이어트를 하면 피부가 처지고 근육량이 감소할 수 있기 때문입니다. 근력 운동으로 살처짐을 막고 탄탄한 체형을 만들어 보세요.

3) 칼륨 많은 음식 먹기

바나나, 시금치 같은 칼륨이 많은 음식들은 붓기를 제거하고 노폐물을 배출합니다.

4) 꾸준한 식단 관리하기

질 좋은 '탄단지' 조합의 식단을 실천하며 아침, 점심, 저녁을 꾸준히 먹어야 합니다.

5) 간식 건강하게 먹기

간식을 다이어트 시작하자마자 끊는 건 쉽지 않습니다. 다만, 간식을 바꾸시면 좋습니다. 견과류, 요거트, 과일, 뻥튀기 등 칼로리가 낮고 포만감을 주는 간식을 먹어보세요.

6) 마그네슘 잘 챙겨 먹기

신진대사가 활성화되면, 칼로리가 잘 소모됩니다. 이때, 마그네슘은 부족한 에너지를 보충하도록 도와줍니다.
견과류, 콩, 아보카도, 고등어, 시금치 등에 많습니다.

이것만 지켜도, 요요 없이 건강하게 다이어트 할 수 있어요.

기대수명과 건강수명

경제적, 신체적, 정신적으로 '백수잔년'을 보내기 위해서는 건강한 신체가 기본이 된다. 누구나 고집스럽고 폐쇄적인 노인이 아닌, 열린 마음으로 주변 사람들과 소통하며 자신의 시간, 재능, 자산을 나눌 수 있는 노년을 꿈꾼다. 이러한 소망을 이루기 위해 가장 중요한 것은 건강이다.

요즘은 웰빙(well-being)보다 웰에이징(well-aging)이 더욱 강조되고 있다. 단순히 현재의 건강과 행복을 추구하는 것을 넘어, 나이 들어가는 과정 자체를 잘 준비하고 관리하는 것이 중요하다는 인식이 퍼져나가고 있기 때문이다.

웰에이징은 신체적 건강뿐만 아니라 정신적 안정, 사회적 관계, 경제적 독립까지 포함한 전인적인 접근이다. 이는 노화의 영향을 줄이고 삶의 질을 높이는 데 필수적이다. 규칙적인 운동, 균형 잡힌 식단, 충분한 수면과 스트레스 관리는 웰에이징을 위한 기본 원칙이다.

또한, 자신의 시간과 재능을 나누고, 열린 마음으로 사회와 연결되려는 노력도 웰에이징의 중요한 요소이다. 노화는 피할 수 없는 과정이지만, 그 속에서 건강과 행복을 찾아 나가는 것은 우리 모두의 몫이다. 건강을 유지하고 자신만의 가치를 나눌 수 있는 노년은 그 자체로 아름답고 의미 있는 삶의 한 부분이다.

통계청 자료에 따르면, 2020년 기준 우리나라의 기대수명은 83.5세로 OECD 38개국 중에서 무려 2위이다. 기대수명은 83.5세인데, 건강수명(기대수명-유병기간)은 66.3세다.

무려 17.2년을 병을 앓다가 삶을 마감하는 것이 현실이다. 의료기술의 발달로, 2012년에서 2020년 사이 기대수명은 3.3년 늘었지만, 건강수명은 0.6세 밖에 늘지 못했다. 아울러 과체중&비만 인구는 30%에서 37.8%가 늘었다. 여기에 주목해야 한다. 건강수명을 늘리고 유병장수(有病長壽)가 아닌 무병장수(無病長壽)하고 싶다면, 저속노화 다이어트를 반드시 해야 한다.

엄지 원장의 진료실에는 다양한 질환을 갖고 있는, 치료의 목적으로 살을 빼고자 하는 분들이 많이 찾아온다. 고혈압, 당뇨, 고지혈증 같은 대사 증후군은 물론이고, 자궁근종부터 자궁 적출술을 하신 분, 갑상샘 저하증뿐 아니라 갑상샘암을 겪었던 분, 우울증, 공황장애 약 복용으로 살이 찌고 체중 감량이 힘든 분 들이 전국에서 온다.

이런 분들을 진료하면서, '만병의 근원은 비만이다'라는 말처럼

'만병의 치료법은 다이어트이다'라는 말을 확신하게 된다.

기대수명 84.7세, 세계 1위 장수의 나라 일본의 경우, 특히 나가노현은 건강수명이 무려 남성은 81.4세, 여성은 85.1세라고 한다. 우리나라의 66.3세보다 월등히 높은 수치이다. 생을 마감하기까지 짧게는 몇 개월, 길게는 3년 정도만 병치레를 하고 생을 마감하는 것이다.

나가노현 얘기를 해보자.

사실 나가노현은 20년 전 1인당 염분 섭취량이 가장 많았고, 뇌졸중 등의 사망률이 1위였던 도시이다. 하지만 〈신슈 ACE 프로젝트〉라는 건강 장수 프로그램을 통해 의식 개선과 건강한 식&생활의 변화를 꾸준히 해 온 결과, 고령자 1인당 의료비가 가장 낮은, 고령자 취업률 1위인 도시가 되었다.

〈ACE 프로젝트〉는 다음의 3가지를 실천하는 운동이다.

Action -- 트로트와 체조를 통해 몸을 움직이는 액션

Check -- 1년에 한 번 건강검진을 받고, 생활 습관을 점검한다.
　　　　고혈압이 있다면 매일 혈압을 체크 한다.

Eat -- 야채를 매일 한 접시 먹고, 한 끼에 소금은 3g만,
　　　　외식할 때는 소금 라벨을 확인한다.

프랑스 철학자, 장 폴 사르트르(Jean Paul Sartre)는 "인생은 B와 D 사이에 있는 C이다"라고 말했다. B는 Birth(탄생), D는 Death(죽음) C는 Choice(선택)의 약자이다. 지금 나의 모습은 수많은 선택의 결과물이라는 것이다.

무엇을 먹을 것인가, 무엇을 할 것인가, 언제 잘 것인가, 하루 매 순간의 선택이 오늘의 나를 만든다. 그것이 나의 인생이다.

건강한 선택을 하자.

엄지 원장의 슬림 처방전 37 ♥

다이어트에 좋은 음식 4가지

1. 도토리묵

도토리묵은 대부분 수분으로 구성되어 있어요. 칼로리가 낮고 조금만 먹어도 포만감이 들고 식욕을 줄여주는 효과가 있습니다.

2. 연어

연어는 오메가-3 지방산이 풍부하게 함유되어 있기 때문에 체지방 분해에 효과적이에요. 혈중 콜레스테롤 수치를 낮추어주기도 하고 혈관 및 심장 건강을 튼튼하게 해줍니다.

3. 현미

현미는 여러 가지 영양 성분을 가지고 있고, 식이섬유가 풍부하기 때문에 조금만 먹어도 포만감이 생깁니다. 소화를 느리게 해주고 혈당을 안정적으로 유지해주기 때문에 다이어트에 좋아요. 현미는 몸 속 독소를 배출해주고 체지방을 분해하는 효능도 가지고 있어요.

4. 양배추

양배추는 칼로리가 매우 낮은 다이어트 음식으로 많이 먹어도 살이 찌지 않아요. 다이어트 할 때 변비에 걸리는 분들도 많은데, 양배추를 먹으면 식이섬유가 풍부하기 때문에 변비를 해결해 줍니다.

양배추를 익혀 먹으면 소화에 유리할 수 있지만 생으로 먹을 때 식이섬유를 더 많이 섭취할 수 있어 최대한 그대로 먹는 것이 좋습니다.

저속노화를 실천하는 건강한 다이어트

영화 '검은 수녀들'로 7년 만에 스크린에 복귀한 송혜교 씨.

영화 개봉에 맞춰 한 유튜브 채널에 출연해 일상의 모습을 보여 줬다. 도무지 마흔다섯의 나이로 보이지 않았다. 같은 여자로서, 입에서 탄성이 절로 나왔다.

"와~ 예쁘다. 정말 곱다."

타고난 외모도 한몫 거들긴 하겠지만, 무엇보다 진심으로 자기 관리를 한 결과일 터였다. 그녀는 일주일에 5번 요가를 하고, 아침에는 명상을 저녁에는 감사일기 쓰기를, 하루도 빠짐없이 5년을 이어왔단다.

'검은 수녀'를 관람한 직후, 미용실을 찾았다. 헤어 디자이너와 머리 모양새를 얘기하던 중, 거울에 비친 모습에 깜짝 놀랐다. 아무래도 송혜교 씨 탓일까, 나의 모습이 여느 때보다 훨씬 나이 들어 보였다. 세상의 모든 평지풍파(平地風波: 평온한 자리에서 일어나는 바람과 파도)가 나만 휩쓸고 지나간 기분이었다. 인정하기 싫지만, 받아들일 수밖에 없는 세월의 흔적이었다.

나이 듦을 초월해 젊음을 오래오래 간직하고 싶은 욕망인 안티에이징(Anti-Aging).

기원전 클레오파트라부터 현재에 이르기까지 줄기차게 따라붙은 인간의 강력한 욕망 안티에이징은 실존할 수 없다. 노화를 거부하거나 맞서 싸우는 것은 현실적으로 불가능하기 때문이다. 최선을 다해 시도해봤자 어차피 승패가 결정된 게임이다.

진정한 승자는 안티에이징 추종자가 아니다. 노화를 받아들이는 슬로우 에이징(Slow-Aging), 곧 저속노화를 계획하는 자세이다. 엄지한의원이 추구하는 다이어트의 방향과 목적 역시 슬로우 에이징에 맞춰져 있다.

엄지 원장은 18년째 진료의 현장을 지키며 매년 1,200명이 넘는 환자를 만나고 있다. 만성피로, 만성 위염, 질염, 방광염, 무월경, 갑상샘 저하증, 불면증, 우울증 등 다양한 질환을 앓고 있는 환자들이다. 대체로 다이어트가 쉽지 않은 이들이다.

다이어트는 누구나 시작할 수는 있어도, 아무나 성공하진 못한다. 다이어트에 대한 편견과 맹신 때문이다.

대부분 다이어트의 목적과 본질이 체중 감량이라고 생각한다. 또한 적게 먹고 많이 운동하면 살이 빠진다고 믿는다.

나를 포함 엄지한의원의 의료진은 환자의 머릿속에 각인된 편견과 맹신부터 바로잡고자 노력한다. 근거 없는 편견과 맹신은 몸을 지키는 게 아니라 망치기 일쑤이기 때문이다.

사람의 몸은 기계가 아니다. 생존에 필요한 기본적인 신체 상태 즉 체온, 심박, 혈압 등을 일정한 수준으로 유지한다. 이를 항상성이라고 일컫는다. 항상성은 결핍과 위기의 순간 자구책을 발동하는, 일종의 보상 작용을 일으킨다.

예컨대 적게 먹으면 소모 칼로리를 줄이기 위해 대사량을 줄인다. 적게 먹은 상태에서 운동을 한들 운동 효과가 좋을 리 없다. 한편 운동을 하여 대사량이 증가하면, 섭취할 칼로리를 늘리고자 하므로 식욕이 오를 수밖에 없다.

그러므로 적게 먹고 운동 효과를 높이는 것은 서로 상반된다. 한 사람의 몸에서 동시에 일어날 수가 없다. 적게 먹고 많이 운동하면 살이 빠진다는 다이어트에 대한 편견과 맹신은 20세기의 철 지난, 근거 없는 이론일 뿐이다.

21세기 과학적인 다이어트는 '잘 먹고, 잘 자야, 잘 빠진다'이다. 따라서 살 찌는 이유는 잘못 먹었거나, 잘 자지 못한 탓이다.

다이어트에 실패하는 이유 중 하나는 유혹에 쉽사리 흔들린 때문이다. '이것만 먹으면 식욕이 줄어요, 사초 대사가 늘어요, 노폐물이 빠져요' 하는 건강 보조 식품 광고에 현혹되기도 한다. 간헐적 단식의 의미를 잘못 이해해 간헐적 폭식을 하는 경우도 있다. 카니보어 (Carnivore 육식만 하는 일명 황제 다이어트), 케톤 다이어트(저탄고지라고 하여 탄수화물을 먹지 않고 고지방 식이를 하는 경우), 식초 트릭, 레몬수 다이어트 등 수많은 다이어트 방식을 자신의 신체적 특질과 상관없이 따라가는 경우도 있다.

잘못된 다이어트는 대사적 토포(Topor 에너지 대사 기능이 마비된 상태)로 섭취 칼로리는 줄이고 근육은 빠지면서 체지방만 늘어나게 한다. 몸을 혹사시키는 다이어트는 반드시 실패한다. 설사 성공한 듯 보여도 곧 요요가 뒤따른다. 다시 다이어트를 시작할 때마다 점점 살이 빠지지 않는 체질이 되면서, 결국 나의 몸을 ET처럼 만들 뿐이다.

늙을 수밖에 없는 게 인간의 숙명이다. 그러나 늙음의 속도와 정도는 다이어트를 통해 얼마든지 개선할 수 있다.

이는 엄지한의원이 추구하는 다이어트의 방향과 목적이다. 슬로우 에이징을 향한 '저속 노화 다이어트'이다.

당뇨와 고지혈로 고생하던 환자가 엄지의 '저속노화 다이어트' 과정을 마치고 말했다.

"와, 진짜 살이 빠지니 다 좋아지네요."

다이어트에 성공하자 기저질환까지 개선되었다.

한의원의 이름을 정할 때, 고심 끝에 엄지를 선택했다. 여럿 가운데 으뜸이라는 뜻도 마음에 들었지만, 무엇보다 수많은 다이어트 방법과 병원 중에서 으뜸의 진료를 펼치고 싶었다.

또한 엄청난 변화도 그 시작은 지금 작은 변화를 하나씩 실천할 때 일어난다는 의미도 담고 싶었다. 환자를 현혹하지 않고, 단기적 성과보다는 장기적인 성공을 추구했다.

설령 돌아가는 길일지라도, 요요 없는 다이어트로 이끌고자 했다. 다이어트 성공으로 환자의 삶이 풍성해지고, 그 미래가 건강한 슬로우 에이징이 되길 바랐다.

오늘도 근심 가득한 얼굴로 환자가 진료실로 들어선다. 근심을 환희로 바꿔야 할 책임은 엄지 원장과, 동시에 환자 자신에게 있다. 두 사람의 친밀한 소통과 교류가 성공과 감격의 내일로 안내할 것이다.

'과거로 돌아가서 시작을 바꿀 수는 없다. 하지만 지금부터 시작하여 미래의 결과를 바꿀 수는 있다.'

나니아 연대기의 작가 C.S 루이스의 말을, 다이어트를 결심하는 순간부터 성공에 이를 때까지 줄곧 가슴에 새겨두길 바란다.

엄지 원장의 슬림 처방전 38 ♥

저속 노화 다이어트 식단

1. 건강한 밥 짓기

귀리나 현미, 백미, 렌틸콩을 2:2:4의 비율로 지어 드시는 게 좋아요.
항산화 성분이 풍부해 세포 재생에도 효과적이고, 각종 비타민, 철분, 마
그네슘 등 다양한 영양분을 섭취할 수 있습니다.

2. 거꾸로 식사법 지키기

식사할 때, 채소나 나물을 먼저 섭취하고 이후 고기나 생선, 마지막으로
밥과 면 등 탄수화물 순서대로 거꾸로 먹어야 합니다.
식이섬유를 먼저 먹게 되면, 혈당이 느리게 올라요.

3. 시금치나 브로콜리 필수

시금치나 브로콜리, 케일, 당근 등의 채소는 항산화 성분과 비타민, 미네
랄이 풍부해 세포 손상 및 면역력을 올려줍니다. 특히 시금치나 케일 속
에는 루테인이나 제아잔틴 등이 풍부하고, 브로콜리는 비타민과 섬유질
이 많아 피부를 건강하게 유지합니다.

4. 붉은색 고기는 개개인에 맞게

붉은색 고기는 심혈관 건강에 좋지 않기 때문에 75세 이하일 경우, 적게

먹는 게 좋습니다. 생선, 유제품 등을 통해 섭취하는 단백질로도 충분히 건강 유지할 수 있어요.

하지만 75세 이상 노년층의 경우, 근감소증을 겪고 있을 수 있으니 적당량의 붉은색 고기를 먹어주는 게 좋습니다.

5. 간식으로 매일 한 줌의 견과류, 씨앗류 먹기

견과류와 씨앗류에는 건강한 지방, 단백질, 비타민, 미네랄, 항산화 물질 등이 풍부하게 포함되어 있습니다. 항산화 물질은 체내에서 발생하는 자유 라디칼을 중화시켜 세포 손상을 방지하고, 노화 과정을 늦추는데 도움이 되며 피부 건강에도 좋은 영향을 끼칩니다.

또한 트립토판과 같은 아미노산을 포함하고 있어, 세로토닌 수치를 증가시켜서 기분을 좋게 하고 스트레스를 줄이는 데 도움이 됩니다.

* 아몬드: 비타민 E와 마그네슘이 풍부

* 호두: 오메가-3 지방산과 항산화 물질이 풍부

6. 혈당지수 높은 음식 피하기

전곡류와 두유는 혈당 지수가 낮지만 설탕과 단당류는 혈당 지수가 높은 편입니다.

또한 같은 팥을 먹어도 삶은 팥을 먹을 때보다 호빵을 먹었을 때 혈당이 훨씬 빠르게 오르기 때문에 같은 재료를 먹더라도 혈당이 완만하게 상승하도록 먹는 게 좋습니다.

지속가능 다이어트

2025년 4월 5일 1판 1쇄 발행

지은이 서재화 하유빈
펴낸이 조금현
펴낸곳 도서출판 산지
전화 02-6954-1272
팩스 0504-134-1294
이메일 sanjibook@hanmail.net
등록번호 제309-251002018000148호

@ 서재화 2025
ISBN 979-11-91714-23-4 03510